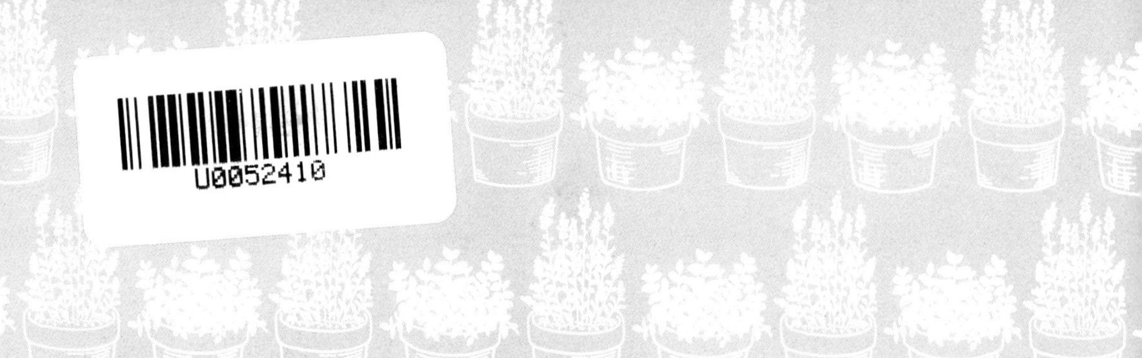

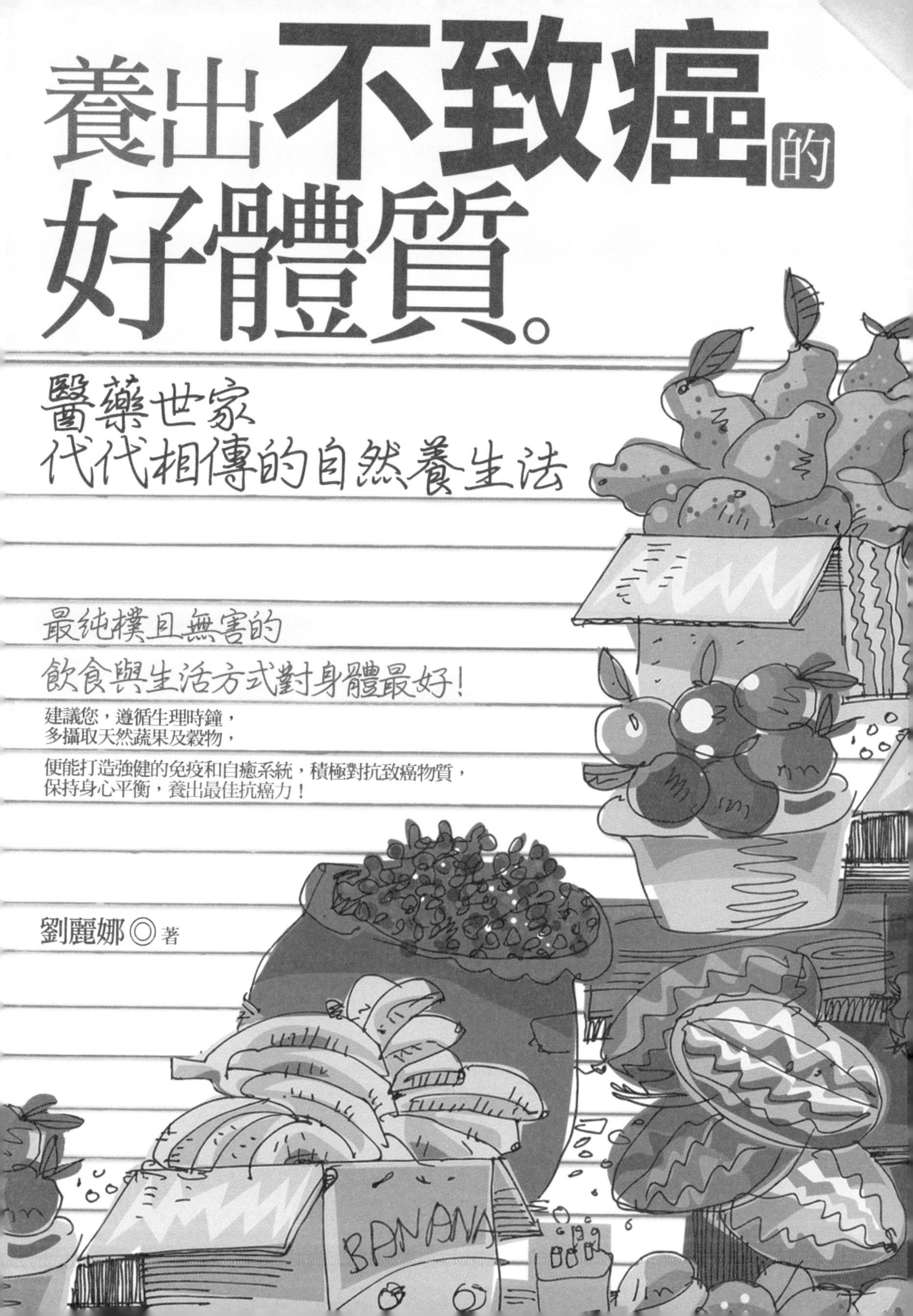
養出不致癌的好體質。
醫藥世家
代代相傳的自然養生法
最純樸且無害的
飲食與生活方式對身體最好！
建議您，遵循生理時鐘，
多攝取天然蔬果及穀物，
便能打造強健的免疫和自癒系統，積極對抗致癌物質，
保持身心平衡，養出最佳抗癌力！
劉麗娜◎著
BANANA

前言

以最自然的養生法，簡單有效地抗癌

隨著時代發展、科技進步，生活環境愈加舒適，飲食也愈來愈精細，但是，我們的健康狀況卻沒有因此而受益——罹患癌症與因癌症而死亡的人數直線上升，便是最好的證明。

衛生署統計資料顯示，在臺灣，每六分鐘十五秒便有一人被確診癌症；每一百個人中，便有二十八人因癌症而死亡。若單純以死因來看的話，癌症已超越了心腦血管疾病，躍居首位。就算是在科技更發達、生活與飲食條件更佳的美國，每年罹患癌症的病人也已超過一百多萬，因癌症而死亡的人數更是超過六十五萬人。換句話來說，每兩個罹患癌症者，便有一人死亡。

不得不承認：這是一個談癌色變的時代。

導致癌症發生的根源是人體細胞出現了變異，而這種變異往往是因為生活中不注意均衡飲食、毒素累積、不習慣運動等多種原因造成的。而在罹患癌症時，過度依賴醫生或藥物，只想尋求快速的痊癒方法，及缺乏身體有自癒能力的信念，將會令身體受到更大的傷害。

其實我們身體的免疫和自癒系統才是最好的抗癌特效藥。只要強健自身免疫和自癒系統，同時配合生活習慣和飲食習慣，不僅可遠離癌症，也能治癒癌症。

本書融合了知識性、科學性、實用性與趣味性，以大自然的食材作為預防癌症的主要戰士，透過增強人體免疫力與自癒系統來達到防癌、抗癌的作用。

以最自然的養生法，簡單、有效地抗癌、防癌——這便是本書的寫作目的。無論你是為了預防癌症，還是輔助治療癌症，這本書都可幫助你更好、更快地改善身體狀況。

CONTENTS

Part 02

食物中的健康祕密——植物生化素是偉大的抗癌專家

Part 03

吃出好身體的飲食之道

Part 04

防癌食療策略

Part 01

健康第一步：打造強健的免疫和自癒系統

人體免疫系統是天然的抗癌藥物——抗癌基因。
挽救免疫系統，從正常作息開始，
面對生活，你需要更謹慎，
讓身心處於一個完善的生活空間，
遏止壞細胞，再生好細胞。

CHAPTER 1

人體的免疫系統是最好的抗癌特效藥

當癌症如影隨形

根據衛生單位公布，在導致臺灣民眾死亡的十大原因中，惡性腫瘤連續三十年蟬聯首位，平均每十二分二十一秒便有一人因癌症而去世；且近年來，因乳房癌、直腸癌、結腸癌、肛門癌與前列腺癌去世的人數正在逐年增長。

癌症的發病率並沒有因為現代醫學的進步而有所下降，反而正在逐年增高，且由於現代醫學所採用的癌症治療方法並不是很理想，這是導致癌症死亡率居高不下的最重要原因。

早在二〇〇六年，致力於「深化癌症研究並對相關知識進行推廣」的美國癌症協會便已透過長期研究發現：大約有一〇%的癌症患者在未曾接受專業治療，或只接受少量專業治療的情況下，出現自行痊癒的現象。在這些「上帝的寵兒」面前，癌症不但消失得無影無蹤，而且極少有捲土重來之勢——在長期追蹤研究一百七十六例的自癒癌症患者後，他們發現，只有十例復發，兩例出現病情轉移。這一研究結果的公布，自然使備受癌症之魔恐嚇的人們得到大大的鼓舞。

不過，也有很多人並不以為然，在這些質疑者眼中，這一〇%的癌症倖存者，只是從病魔手中逃生的幸運兒罷了。但事實並沒有那麼簡單，那些倖存者的生還並不能以簡單的「奇蹟」來解釋。因為在每個人的身體內部，都存在著天然的抗癌藥物——抗癌基因。

癌症是怎樣發生的？

癌症並非憑空出現的。引發癌症的原因有以下幾種：

不正常作息

經常過度熬夜、不按時進食、起居不定，身體運作便會慢慢失去平衡，毒素廢物累積在體內，長期如此，生病只是時間早晚的問題。

不良生活方式

英國癌症研究會在二〇一一年證實，以下幾種生活方式會導致癌症發生機率大大增加：

①抽菸：包括肺癌、喉癌、食管癌等三成以上的癌症與吸菸密切相關。
②蔬菜攝取不足：水果與蔬菜能大大降低癌症發生機率。
③運動量不足：久坐、每日運動少於三十分鐘，都會導致身體免疫力下降。
④飲酒過量：酒精攝入愈頻繁，罹患咽癌、喉癌等口腔癌症的危險便愈大。
⑤過食脂肪：過度食用如漢堡等脂肪含量太高的食物，易導致前列腺癌、乳腺癌等。
⑥喜食過鹹的食物：攝取過多醃漬食物或過鹹的食物，會增高胃癌的發生率。
⑦母乳餵養缺乏：餵養母乳可降低哺乳媽媽罹患乳腺癌、卵巢癌的機率，同時還能減少兒童癌症發病。
⑧常喝含糖飲料：飲用過多含糖飲料會導致肥胖，而肥胖則是引發癌症的最大禍首。

抑癌基因「敗於」原癌基因

抑癌基因就是對癌症有抑制作用的基因，原癌基因則是可引發癌症的基因。當身

營養缺乏或過剩

營養缺乏，會導致癌症發病率升高

營養成分	危害
蛋白質	缺乏可造成免疫力與身體營養狀態下降，間接引發癌症
維生素	缺乏可引發黏膜、皮膚類癌症
微量元素	缺乏碘、銅缺乏可引發甲狀腺癌、乳腺癌、卵巢癌、肝癌等；鋅缺乏可引發食管癌；硒缺乏可引發肝癌
纖維素缺乏	缺乏促進大腸癌的發病率

營養過多，會增高癌症發病率

營養成分	危害
熱量	多餘熱量會造成肥胖，使女性罹患乳腺癌機率增高、男性罹患大腸癌機率增高
脂肪	體內脂肪過多，會增加結腸癌與乳腺癌發病率
鹽分	過度攝取鹽分，會增加胃癌發生機率
糖分	過度攝取糖分，會令體內脂肪堆積，脂肪過多會導致癌症發病率上升

體因為受到如上述不良生活方式、飲食等過多負面刺激，導致生物功能紊亂時，原癌基因便會「戰勝」抑癌基因，引發癌症。

其他原因

家族癌症病史、藥物、環境、食物污染，都有可能導致個人患癌。

錯誤的生活方式是導致原癌基因惡性大發的主要原因，在現代科學對癌症依然束手無策的今日，我們所能依賴的最可信辦法就是不斷地增強自身的免疫能力，使身體自癒系統不斷增強，令體內的各種細胞都處於「安定」狀態下。只有這樣，才能使原癌基因沒有突變的可能性。

免疫系統：最好的抗癌藥物

其實，免疫系統就如同國家的軍隊一般，軍隊的天職在於保護國家不受外敵侵犯，免疫系統的天職便是保護人體不受如細菌、病毒這類外來、不良的物質傷害，而這種保護系統又可分為正規軍與特種兵：

免疫系統「正規軍」

正規軍的作用是在入侵者還未形成規模之前，便將其消滅於襁褓之中。人體免疫系統中的「正規軍」由胃酸、皮膚、血液裡的白血球、干擾素與細胞間素組成，這些「正規軍」負責對抗感冒類病毒性小疾病。

免疫系統「特種兵」

後天免疫系統是個人在成長的過程中，經過身體長期運作、不斷對抗病毒所訓練出來的「特種兵」。人體中的「特種兵」包括了巨噬細胞、天然殺手細胞、乙類細胞、T細胞等具有多種不同功能的免疫細胞。

這些「特種兵」會有三分之二在消化器官中具有免疫與自癒的功能；三分之一則會隨著身體中的淋巴液與血液循環，以保護細胞免於受到破壞分子的攻擊。當發現有變異癌細胞時，這些「特種兵」便會主動對其進行毀滅性的打擊。

不過，與現實社會裡的軍隊一樣，免疫系統中的正規軍與特種兵也需要有充足的營養作為「軍餉」。對它們來說，維生素、蛋白質、胺基酸、油酸等是最好的營養來源。當免疫系統中的細胞獲得了充足的營養，它們便會「恪盡職守」，在體內建立起「抗癌基地」，對預防與控制癌症發病產生積極的作用。

挽救免疫系統，從正常作息開始

正常作息

一般情況下，身體作息可分為以下三個時段：

◆**凌晨四點至中午十二點：**毒素與廢物排出（排泄時間）。

◆**中午十二點至晚上二十點：**營養吸收（用餐時間）。

◆**晚上二十點至早上四點：**身體將營養分配到各個器官（黃金睡眠時間）。

平日應盡量按這三個時間段來對自我生活進行調整，以使身體免疫系統可發揮最大功效。

調整飲食

◆早餐食用高纖維蔬菜、水果。

◆午餐應營養豐富且均衡。

◆晚餐應盡量在晚上八點以前完成，且不宜過飽。

此外，很多人習慣在晚上多吃，這種不健康的飲食方式應盡量減少。

適量運動

運動可有效促進消化，同時能調節內分泌及免疫系統。研究證實，每天運動三十分鐘至一小時，不僅能增進身體正常功能，還可改善個人情緒，使憂鬱、煩惱與心理系統上的壓力減少。

良好的睡眠

晚上八點至次日凌晨四點，吸收與儲存了營養的肝臟，會將已吸收的營養分配到各個器官中，同時，把各器官一天中消耗的能量進行平衡。

晚上十點至次日凌晨二點，是免疫系統與自癒系統進行身體修補的最佳時間，這一時間應臥床休息。

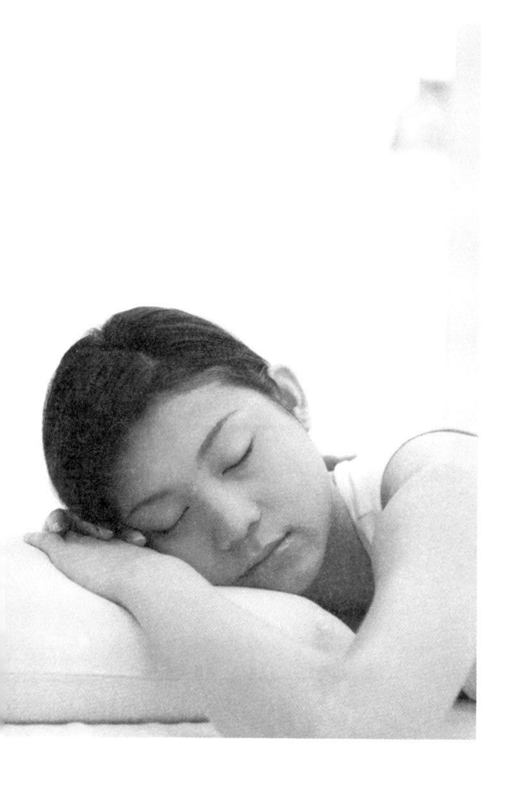

CHAPTER 2

排出毒素，提升免疫力

很多人都知道累積毒素會引發疾病，應該排毒，但鮮有人知道「毒」從何來。其實，人體中的毒素來源主要有以下幾種：

空氣污染

汽車排氣、大氣污染、工廠煙塵等，都有可能透過呼吸進入人體，形成毒素堆積。

食物污染

現代工業發達，導致各種食物中不可避免地使用了各種抗生素與激素，食物中的色素、芳香劑，蔬果中殘留的農藥，肉類中的生長激素，都屬於此類。這些物質都會傷害人體免疫功能。

情緒污染

開心時，腦下垂體會分泌出有益身心的腦內啡；悲傷時，腦下垂體卻會分泌出大量的毒素，這些毒素往往在無意間累積，對身體形成巨大的傷害。

水源污染

為了防止疾病透過水源傳染，人們在生水中大量使用氯來消毒，氯加熱後會產生有致癌可能的三氯甲烷。如果長期喝不燒開的生水，很容易讓三氯甲烷在體內堆積。

腸內宿便

若食物的營養被小腸吸收後，廢物未被完全排除，便會在腸內凹洞中形成宿便。時間長了，宿便便會產生輻射臟器的毒素，並會進入血液，循環至人體各個器官。

日用品

清潔劑、化妝品、染髮劑等皆屬於化學用品，或多或少都會帶有一定的毒素。

磁波輻射

電腦、手機、電視、電磁爐、微波爐等電器用品，都會形成磁波輻射，使身體受到傷害。

以上毒素進入人體後會使體質酸化，造成臟器疲憊，若不及時排毒的話，便有可能引發各類疾病。

排毒淨化，提高免疫力

排毒淨化是大幅提升免疫力的關鍵，不僅身體積毒需要排除，心靈積毒也一樣需要排出。身心一旦得到淨化，全身的免疫細胞就會恢復原有的功能與活力。

飲品排毒法

①排毒水排毒

每天起床後飲用排毒水，以五公克麥苗粉、二公克甘蔗汁、二公克水果醋（或檸檬汁）等，調和三百五十毫升以上的溫水，攪勻後飲用。以上物質皆為可去酸、鹼化體質的食物，能在有效去除體內毒素的同時，提供如維生素A、B、C，礦物質鎂、鈣、鐵及纖維素等物質。

②淡鹽水與纖維種子粉排毒

身體中的廢物若是沒有及時清除的話，有害毒素便會在體內累積，促使各類病變發生，因此，清除宿便是排毒的重要途徑。

每天早起後，空腹喝杯淡鹽水，或以十公克高纖維種子粉，調和三百五十毫升溫水，連續飲用一個月，便會將體內宿便排出，讓腸道恢復活力。

③碳包排毒

輻射毒多以電磁波的形式存在，凡是電器用品皆會放出電磁波，它會使人體細胞功能受損，直接導致免疫功能下降。

將備長炭放在電腦、微波爐等電器附近，能有效吸收輻射線，減少電滋波的傷害。將三十公克的天然鹽縫製成小鹽包，也可達到吸收電磁波的作用。

④檸檬汁排毒

肝臟是人體重要的排毒器官，但現代人由於生活習慣不佳，往往使肝臟排毒功能受損。

每日早上空腹時，將三百五十毫升的溫水加一個檸檬榨汁，加入五公克蜂蜜、一小匙橄欖油與一公克紅椒粉混合後飲用，可有效恢復活力、排出毒素。

⑤葵花籽油排毒

淋巴系統是人體重要的免疫力組成部分，一旦堵塞，便會造成身體疼痛、淋巴腫脹等現象。葵花籽油易被吸收，且含有較多的維生素A與胡蘿蔔素，能有效減少體內垃圾的堆積。頸部是人體淋巴系統密集之處，每日早起後，先以十毫升的純葵花籽油漱口十五分鐘，然後再刷牙，可促進頸部淋巴體系毒素的順利排出。

在使用該方法初期，可能會出現多痰或咽喉不適等正常現象，連續使用五至十天後便會發現，口腔變得比從前乾淨，而且肩部疼痛也隨之消失。

⑥白開水排毒

腎臟是人體重要的排毒器官，隨著腎結石、腎功能異常、腎腫瘤等疾病在現代社會的頻發，腎臟受損已成普遍的健康問題。想要去除腎毒，可每天早上起床後喝一杯白開水，使腎臟得到沖刷，讓毒素排出體外。平常每天食用一顆檸檬，或將一顆檸檬榨汁，稀釋後飲用，也能促進排便並排除腎毒。

簡單運動排毒

透過以下兩種簡單運動，可達到快速有效排毒的作用。

①深呼吸排毒

肺部是人體呼吸的器官，隨著空氣污染的加重，每次呼吸都會將各類細菌、粉塵等有害物質帶入肺臟中，而且這些有毒物質還有可能隨血液循環至全身。

空閒時，多去海邊、樹木、公園等負離子較多的地方散步，做深呼吸，能使體內氣血獲得最充分的氧氣滋潤。這一方法不僅可排出肺毒，更能使減輕平日生活累積的壓力，穩定自我情緒。

每天早上找一處空氣清新的所在，做一百次以上的深呼吸，也可達到排肺毒、除壓力、養氣血的功效。

②靜坐排毒

靜坐是對生命進行審視的一種方式，更是排出心理毒素的重要方法。每天用心練習，從五分鐘、八分鐘逐漸地增加靜坐時間，不但可透視自我，更能讓自身毅力增加，同時還可在靜坐過程中，因內在的平靜而使心情豁然開朗。

透過以上方法，能有效地排出體內毒素，使自身免疫力增強，從而遠離病毒與病菌，擁有「免受癌症困擾的自由」。

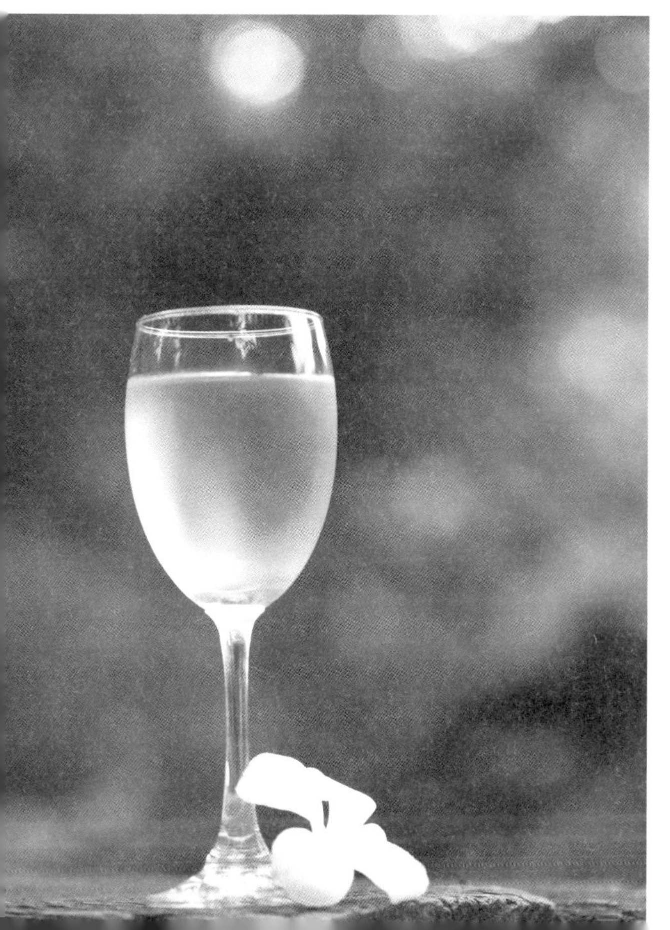

CHAPTER 3

提高人體免疫力，調好生理時鐘是關鍵

美國耶魯大學的研究者證實，人體生理時鐘不僅會調節睡眠，同時還會對免疫系統裡的一種重要蛋白質產生影響，使人體免疫力受到干擾。在生理時鐘紊亂時，人體對病菌的敏感度會增加，抗擊度卻會下降，變得比平常更容易受到感染。

所以，根據生理時鐘來安排作息，令生活節奏與人體生理自然規律相符合，才是最佳的提升免疫力方法。

生理時鐘：不同時間不同效率

在六點時人體血壓會回升，十點時做事效率最高，十九點時人會變得暴躁……這些，你是否明白？

人體生理時鐘走向

時間	身體事件
八點	生理激素旺盛分泌中，身體正式啟動工作
九點	大腦皮層興奮，痛感下降，適合打針、做體檢、手術等
十點	工作效率最高
十至十一點	人體首個黃金時段，心臟功能開始充分發揮作用，精力充沛，不會感覺疲勞
十二點	緊張工作後，身體開始疲勞，應休息
十二至十三點	最佳午覺時間，應休息三十至六十分鐘
十四點	反應遲鈍，人體反應能力下降，有昏昏欲睡之感
十五點	午飯營養全面輸送至人體，工作能力逐漸恢復
十五至十七點	人體第二黃金期，適合開會、公關與接待客人
十七點	工作效率為午後最高值，可進行身體鍛鍊
十八點	人體敏感度與痛感下降
十九點	人體血壓波動晚高峰，情緒不易穩定，易發生爭執
二十點	人體第三個黃金時間出現，大腦反應迅速、記憶力極強
二十至二十一點	適合工作、閱讀、創作等
二十二點	呼吸、體溫減緩，適合梳洗，若十點半以熱水泡腳，可極快入睡
二十三點	陽氣與人體功能下降，開始進入深度睡眠，一天的疲勞得到緩解
二十四點	氣血處於一天中最低值，不宜進行任何其他活動
一點	身體進入淺睡階段，易醒，熬夜者頭腦清楚，不易睡著
二點	肝臟緊張地為身體生血氣、排毒，其他器官進入最慢工作狀態
三點	進入深度睡眠時期，肌肉完全放鬆
四點	血壓處於一天中最低值，易發生低血糖、心腦梗塞；老年人易發生意外
五點	陽氣與精神狀態進入上升時期
六點	血壓回升，心跳加快
七點	身體免疫力處於最強時間，早飯後，營養得到充分吸收

懂得了身體運作規律，才會獲得更高的免疫力。嚴格來說，每一個人都擁有自己獨特的生理時鐘，在遵循人體生理時鐘的大致走向基礎上，讓自己嚴格控制自我睡眠、起床與運動時機，不僅能獲得一整天的充沛精力，同時還能獲得更健康的休息。

生理時鐘上的六個「非常時間」

人體生理時鐘大多遵循二十四小時的循環，不過，除了以「日」為單位的生理時鐘，還需要密切注意人生各個階段中的以下六個非常時間點：

人到中年壓力大

中年是人生中的黃金時期，但因為現代生活壓力大，大部分中年人都處於亞健康狀態，並多有慢性疲勞的情況；同時，中年階段的免疫力也開始下降。因此，中年人應多善待自己，不可陷入「以命換錢」的陷阱中。

冬、夏時分危險多

一年之中，免疫力最容易出問題的便是冬、夏兩季。嚴冬時分，寒濕不斷，老年人易復發慢性病、猝死。除此以外，感冒、凍傷也時有發生，故冬季對人體免疫力是較大考驗。夏日酷暑時分，身體難熬燥風驕陽，外傷、急性炎症時有發生。據統計，冬、夏兩季病死率要比春、秋高出一・五至四倍之多。冬、夏時分做好保養，是讓自己擁有更高免疫力的前提保障。

月底時分煩事多

現代人的壓力往往體現於月底時分：月底要做的事情不能再拖，貸款要還、薪水所剩無幾……各種煩心事會令人失眠多夢、焦慮不安。壓力的增大、生理時鐘的紊亂，勢必導致免疫力下降。做好生活與工作規畫，調適好心理，才能令月底煩事減少。

週末效應要謹慎

在週六、週日兩天裡，許多人會讓自己的生活陷入無序狀態，飢飽無常、精力透支、疲勞過度……這些都會引發免疫力下降。有資料證實，週末消化道疾病、心肌梗塞、猝死事件高於平日。週末生理時鐘的紊亂，往往導致週一的疲憊不堪，同時也會令原本普通的工作日變得壓力更重；而規避這一切的最好方法，就是在週末依然讓自己保持正常的作息習慣。

黎明從不靜悄悄

凌晨四至五點，因為睡意正酣，人體血壓下降、血液變緩，血液開始黏稠，容易導致各種血液疾病發生。再加上半夜如廁時分，往往會因為突然由臥轉立而導致腦缺血，使暈厥、猝死機率增大，故每次起床動作都應緩慢，開燈清醒以後再下床起步，才有可能減少「黑暗黎明」時分的意外。

清晨危險勿忽視

在六至十點間，人體血壓會升至一天中的最高峰，出現新的高峰時段，醫學上稱之為「晨浪現象」。「晨浪現象」往往會帶來意外的危險：血壓的竄高會導致耗氧量增加，若心腦血管患者不多加注意的話，便有可能誘發各種心腦血管疾病。

遵循生理時鐘，安排好自我生活

瞭解生理時鐘走向，透過有規律的生活，讓自己獲得更強的人體免疫力。遵循生理時鐘安排生活，需要格外注意以下幾點：

最好午休，避免熬夜

熬夜會將日常的生理時鐘擾亂，使白天有限的時間浪費掉。在精力未得到及時恢復的情況下，個人工作效率也會下降。熬夜是惡性循環的開始。

最好的休息方法是，每天午休三十至六十分鐘，而且是那種完全放鬆的睡眠；並且在晚上十一點以前入睡，早上六點起床。

放下網遊，走出房間去運動

工作空檔、下班時分，讓自己放下網路遊戲，做一些有氧運動，對身體是非常有益的。但要注意，不要讓自己過累，只需要運動到「八成累」即可。

這種適當的運動可增強自我免疫力與抗壓力，使自我情緒獲得改善，工作、生活中的焦慮、緊張情緒，也會因此而得到大幅度的緩解。

合理規畫，告別無序生活

週末效應與月底壓力增大，都是因為個人不懂得合理規畫自我生活而導致的。想要規避這一點，要從管理自己的日常生活小事做起，堅持每日都做到按時作息、有計畫生活，月初不亂花錢、週末不亂泡酒吧、熬夜，令自己遠離不當的生活方式。

生理時鐘會伴隨我們整個人生軌跡，每一個人都應有明確的時間觀念，因為只有密切關注生理時鐘，才有可能提升自我免疫力，進而維護身心健康。

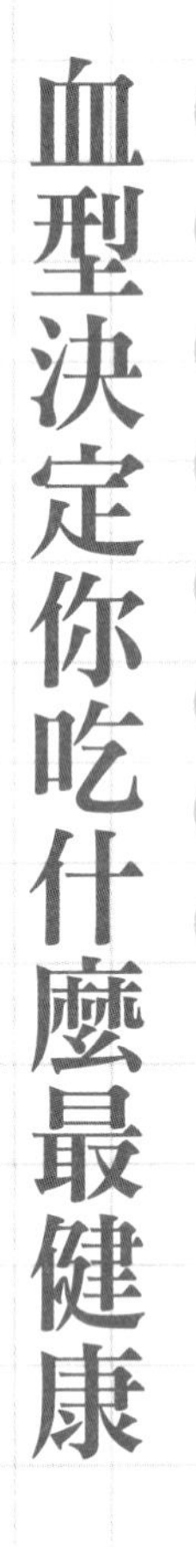

CHAPTER 4 血型決定你吃什麼最健康

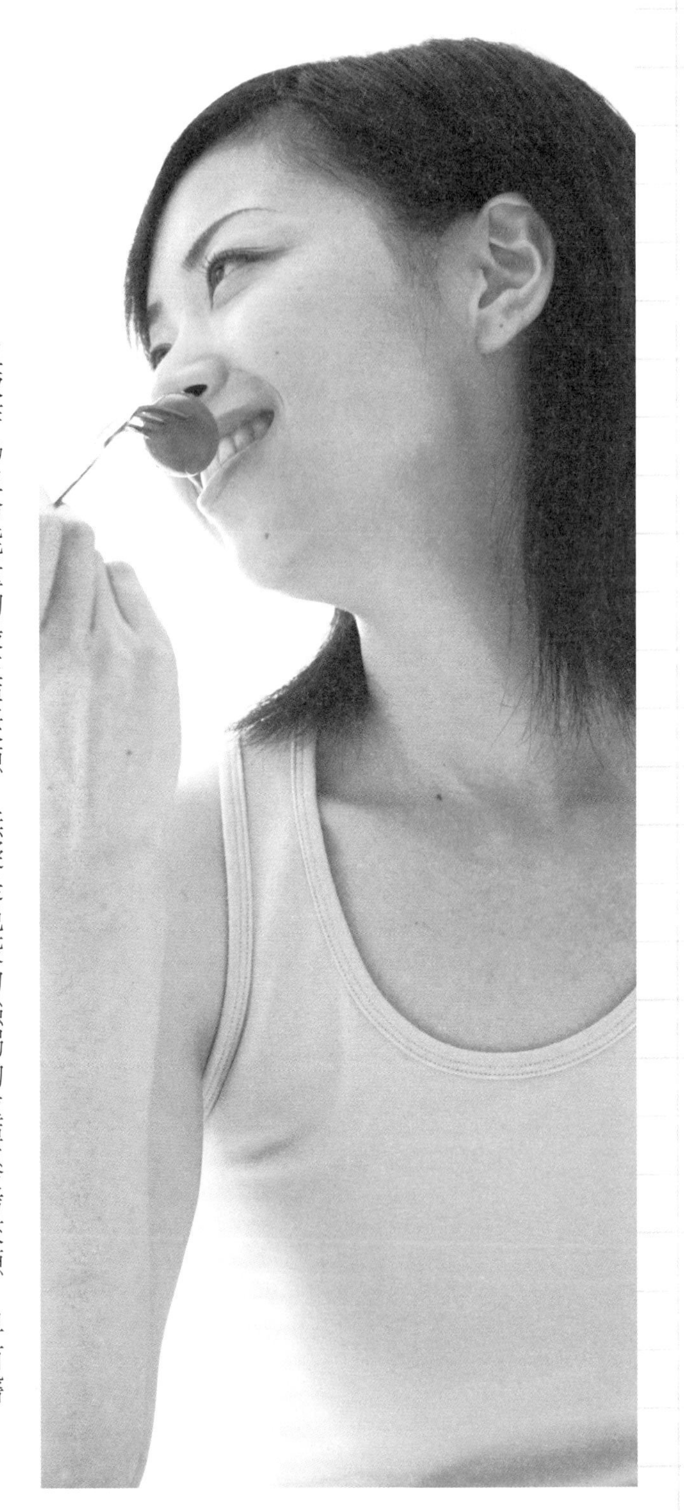

血液作為生命能量的最主要來源，無疑是免疫力強弱的重要參考來源。早有醫學家證實，不同的血型對於疾病的免疫能力也不同。那麼，針對性地選擇不同的食物，也將會對個人應改善的免疫力領域有更大的幫助。

A型血：多素食，讓自己獲得更高的免疫力

醫學統計發現，A型的人往往更容易罹患包括結核病、流行性感冒、風濕病等疾病，同時，A型的人也與胃癌、食道癌、舌癌等一些消化道癌症有密切的關係。在以下表格中，可更清晰地看到A型人的優勢、缺點與提高免疫力途徑。

A型人免疫力提高策略	
健康優勢	身體靈活，忍耐力強，亞健康機率低
健康劣勢	·各型血液中，A型血液黏稠度最易升高，易患腦梗塞 ·血小板黏附率比正常對照組更高，易患偏頭痛 ·末梢血管調節功能差，對冷刺激更敏感，易得凍瘡 ·消化系統弱，胃酸含量低，缺乏消化，易患消化系統疾病
加分策略	·多食豆製品、蘿蔔、南瓜、櫻桃、桃子、蘋果、葡萄 ·少量食用蔬菜油、馬鈴薯、香蕉、芒果、木瓜、洋白菜、橄欖 ·多吃素食，避免食用奶類食物 ·減少食用煎、炸、炒、烤等精細、複雜加工的食物
目的	減少消化不良機率，使心腦血管疾病機率降低，增強身體抵禦能力
飲食比例建議	·五〇%各類蔬菜 ·二〇%水果 ·二〇%五穀粗食 ·一〇%蛋類或海洋類食物

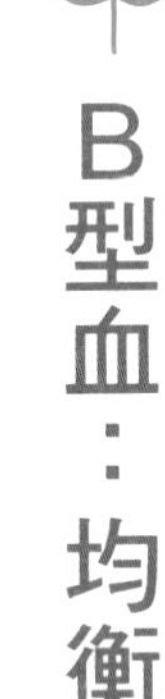

B型血：均衡營養，減少肥胖發生機率

B型的人因為擁有強大的消化能力，因此罹患與肥胖有關的各類癌症機率也會增加。在下表中將會看到，想要提高免疫力，B型的人有一些不能碰的美食。

B型人免疫力提高策略	
健康優勢	強大的消化、適應能力，能更快吸收各類營養，身體新陳代謝速度與效率較高
健康劣勢	·易處於壓力之中，進入亞健康狀態 ·易受流行性病菌攻擊，得流行性感冒 ·消化道免疫力不強，易患痢疾、腹瀉 ·新陳代謝會受食物蛋白質影響，易患肥胖症
加分策略	·保障休息時間，生活多增添娛樂項目 ·多食新鮮奶油、橄欖油、五穀、胡蘿蔔、芹菜、青椒、花椰菜，及葡萄、鳳梨、木瓜、香蕉、松子、龍眼、榛子等 ·少量食用乳酪、蔬菜油、各種堅果、蘿蔔、南瓜 ·可減肥食物、綠葉蔬菜、優酪乳 ·盡量不食麵條，因麵條中的血凝素會阻礙B型血新陳代謝
目的	令天生強健的抵抗力與免疫系統增強，降低各種嚴重疾病的發生機率
飲食比例建議	·五〇%綠葉蔬菜 ·一〇%水果 ·一〇%根莖蔬菜 ·一〇%高脂類製品 ·一〇%五穀 ·一〇%雜糧

O型血：補充營養，降低小病發生機率

O型的人擁有較強的抵抗力與自我免疫功能，他們不易生病，平均壽命也比其他血型的人更長。

O 型人免疫力提高策略	
健康優勢	免疫力、抵抗力較強，可保護身體不受病毒與細菌侵襲
健康劣勢	·血液濃度小，不利於血液凝固，易引發甲狀腺疾病 ·胰島素含量較低，易患糖尿病 ·體內胃酸含量較高，易出現胃部疾病 ·腎上腺素含量高，易進入亞健康狀態
加分策略	·保持正常睡眠規律，一定要在十一點前入睡 ·多食牛奶、豆腐、甘薯、蘋果、西紅柿、綠葉蔬菜、南瓜、葡萄 ·少量食用玉米油、芒果、乳酪、蘑菇、小麥、白麵包、餅乾、四季豆
目的	增強身體吸收能力與血液黏稠度，進而提升感冒、炎症等普通病菌的抵禦能力，提高身體免疫力
飲食比例建議	·五〇%綠葉蔬菜 ·二〇%根莖蔬菜 ·一〇%各式水果 ·一五%高脂食品 ·五%五穀雜糧

AB型血：補血養氣，增加抗病因數

AB型的人極易患精神類疾病，失眠、壓力的增多，很容易導致AB型的人氣血不足，令身體免疫力下降。因此，AB型的人食物重點應放於「補血養氣」上。

AB 型人免疫力提高策略	
健康優勢	綜合了A型、B型血的雙重優勢，擁有較強的適應能力
健康劣勢	·胃酸較少，營養物質吸收不足，易患消化不良 ·外界細菌易破壞呼吸系統，易患呼吸系統疾病 ·膽固醇含量較高，血脂易升高，易患心臟病 ·食物綜合代謝能力不佳，易形成脂肪堆積
加分策略	·多食用蔬菜、紅棗、龍眼、香菇，最好以水果、蔬菜與豆腐為主，以乳製品為輔，最適合吃可增強消化能力的葡萄柚 ·少食高脂類食物，保持合理體重
目的	控制體內膽固醇，益氣補血，增強身體抗病能力
飲食比例建議	·七〇%各類蔬菜 ·一五%堅果類食物 ·一〇%五穀雜糧 ·五%奶類製品

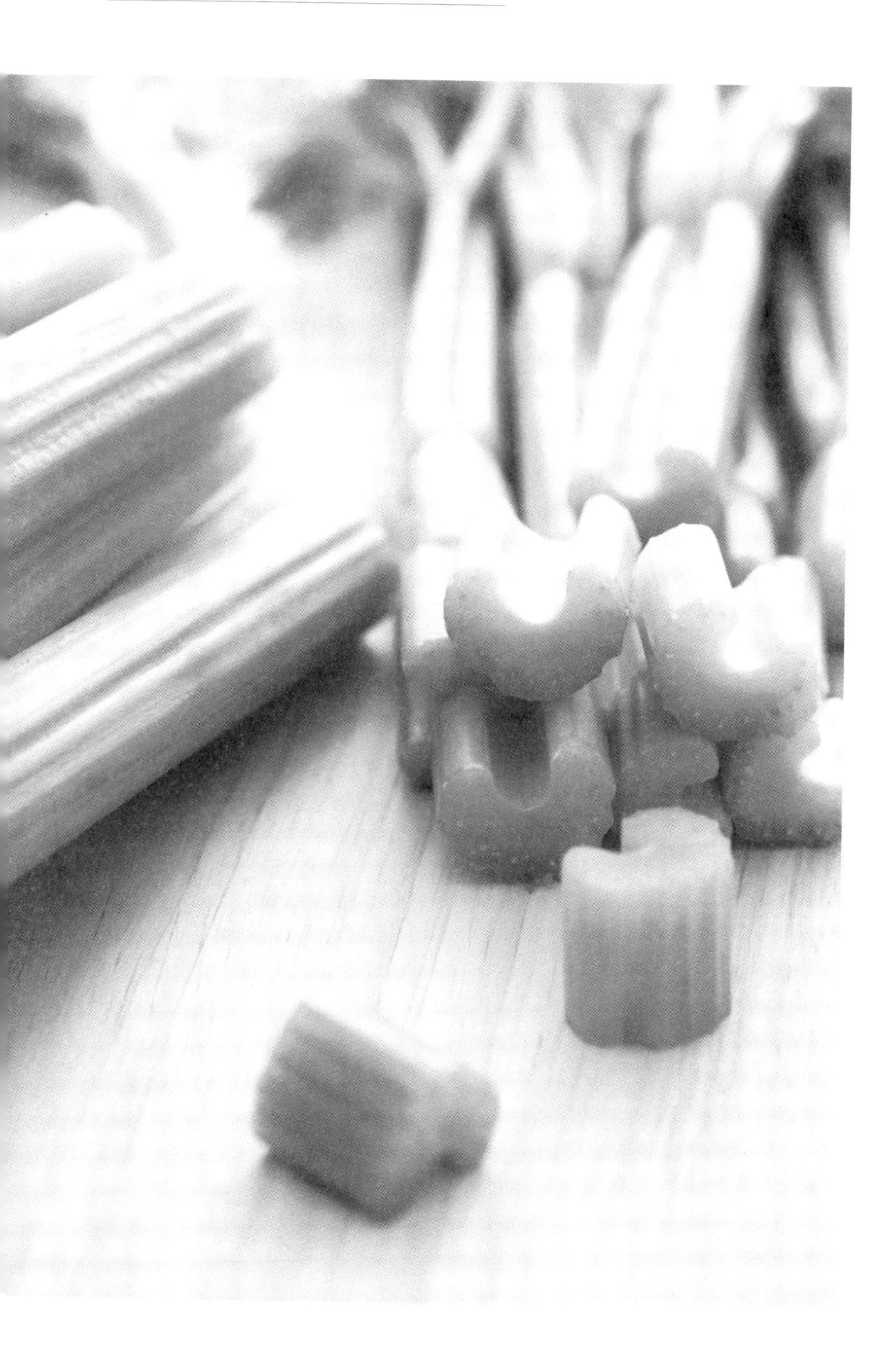

每一種食物都含有不同的植物血凝素，若它與血液中的抗原發生反應，便會使人體免疫系統中重要的紅、白血球受到破壞。根據自我血型，來確定哪些食物是可吃、哪些食物應少食，便能得到提高免疫力與身體抗病毒能力的積極作用。

CHAPTER 5

合理運動，改善血液循環

全身血液是否流通是免疫力高低的重要判斷標準：血液中負責進行氧氣運送的紅血球，其直徑僅為十二微米，而血液的主要通道——毛細血管也僅為十微米；血管若是過細的話，便會使血液無法透過——也就是說，若不增強運動的話，血液便無法更好地在全身循環，身體細胞便不能獲得新鮮的營養元素與氧氣，而血液中的廢物也無法排除。

有效的運動好處多

◆令毛細血管得到充分收縮與擴張，使體溫升高，促進血液流動；

◆加快體內新陳代謝速度，排除身體內各類毒素、二氧化碳等各類雜質，使身體免於受各種疾病的干擾；

◆在運動過程中，免疫細胞能在體內實現更自由的流動，從而令身體各個部位的免疫能力都獲得增強；

◆運動還能幫助我們進一步釋放壓力，調節情緒。

提升個人免疫力的運動方法

以上這些對提升個人免疫力都有著極大的幫助。通常情況下，一週三次堅持進行三十至四十五分鐘的運動，身體中的免疫細胞數目便會增加，抗病能力也會相應提高。如果運動量過小的話，則無法達到調節免疫功能的效果，而運動量過度，又會使免疫功能受到抑制，使上呼道感染與其他疾病的發病率升高，甚至有可能誘發其他一些潛在疾病。

運動過度會引發免疫力下降？

這並非妄言，早在二〇一〇年時，便有加拿大研究人員證實，過高強度、過於密集的運動，不僅無法促進免疫力的提升，反而會使身體免疫力下降。

這些研究人員針對多達五百位，十九至二十九歲的運動量不足者，展開了實驗。研究人員使這些參與實驗者每週分別進行三次或五次長達四十分鐘的有氧運動，實驗一共持續了十二週。

在六週以後的血液檢查中發現，每週參與三次有氧運動者的有效免疫細胞增加了二七%，而每週參與五次運動者的有效免疫細胞卻僅提高了二一%。不過，這一結論在十二週以後的血液檢查中出現了截然不同的結果：每週三次者免疫細胞一直保持在二七%，但每週運動五次者免疫細胞數量卻減少了三三%！

這次實驗解釋了那些長期過度鍛鍊的運動員，為什麼更容易罹患感冒之類的小病。這也證明了這樣的事實：有效的運動雖然可增進心肺功能，促進周身血液循環，但過度的運動並不妥當。

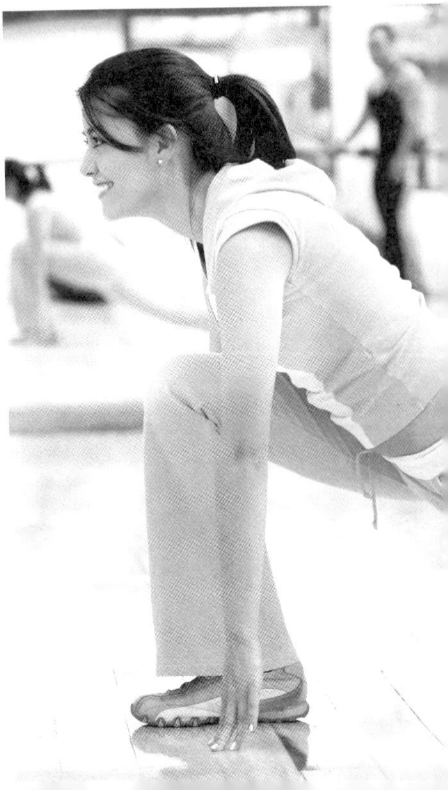

科學運動？你需要更謹慎

想要科學地提高免疫力，最好的方法是選擇一些適度的中等強度運動。由於運動過度反而會使抵抗力下降，因此，我們必需要對自己的運動強度進行先期的界定。界定的方法可透過測算心率與自我感覺來進行。

測算心率

心率是指分鐘單位內心臟的跳動次數，對運動強度進行界定的最有效方法是進行心率測算。身體可承受的最大心率可透過公式測算來得知：

最大心率＝二二〇／年齡

一般人在進行鍛鍊時，心率維持在最大心率的六〇至八五％即可，如一個三十歲的年輕人，他的最大心率應是二二〇／三〇＝一九〇，那麼，他鍛鍊的心率應控制在一九〇×六〇％至一九〇×八五％之間，即一一四至一六一．五之間。

不過，六十五歲以上的老年人，應保持在最大心率的七五％以下；患有冠心病、心臟病等疾病的老年人，心率應控制在四〇％以下。

自我感覺

若是在當天運動完有明顯的疲勞感，而且呼吸比較急促，並伴隨出現胸悶、心慌的現象，而且，第二天再運動時，肌肉出現痠痛感的話，那麼，你的運動強度便應下調了。

有效運動，選對運動項目

想要有效提高自身免疫力，有氧運動是最佳的選擇。有科學研究發現，經過六至八週的有氧鍛鍊後，身體免疫功能的提升便能顯現出來：心肺功能提升，具體可表現為，在同樣運動量後，個人呼吸、脈搏與體力消耗等各項身體指標都出現了改變。

能顯著提高免疫力，又不會給身體造成太大負擔的有氧運動主要有四種。

游泳

一年四季都可進行游泳，在天氣較冷的時候游泳，還可使身體對寒冷環境的適應能力大大提升，同時還能使身體新陳代謝作用與血液循環得到積極刺激，使身體體溫調節方面的靈敏度大大增強。

而且，在游泳過程中，水溫與肌膚表面溫度所產生的溫度差會產生良性的刺激，皮膚中的毛細血管能發生急劇收縮，並會在游泳過程中不斷地得到舒張，這樣，血管的縮張可得到充分鍛鍊，進而提升身體免疫力。

慢跑

在戶外空氣新鮮的地方慢跑，可使呼吸系統對氣溫變化的適應能力增強，更能使血液中包括白細胞、淋巴細胞在內的免疫細胞比例平衡。這些細胞可吞噬身體中的癌細胞，使抵抗力增強。

在慢跑時，速度應控制在每分鐘一百至二百公尺之間。慢跑過程中，應注意調整呼吸頻率，以可與人自然交談為準。

瑜伽

胸腺位於胸腔縱隔中，是身體免疫細胞的控制中樞，胸腺能分泌胸腺激素，更能使T淋巴細胞的比例得到調節，從而令細胞自身的免疫力得到有效維持。

瑜伽中有許多的體式都能對胸腺產生刺激作用，如：

①旋臂式

使肩膀向上提升的同時盡量向兩側打開，以帶動胸腔向外部旋轉。

②後扣式

利用瑜伽帶或直接使雙手在背後相扣，以使胸大肌展開，令肩膀盡量向後側擴展。

③朝日式

使臀部與大腿後側肌肉收緊，令臀部尾骨向內收縮，雙臂由兩側升至頭頂正上方，使胸骨向上、向前提升，令胸腔打開。

健步走

健步走是一種最安全、適合各個年齡層人士鍛鍊。每日堅持半小時的健步走運動，除了可有效提升免疫力以外，還能使患病人士康復時間縮短。

對於本身沒有鍛鍊習慣與平日少運動的人來說，最初應避免過量運動，運動時間也應控制在二小時以內。

CHAPTER 6

保持心情舒暢，多做戶外運動有助於提高免疫力

在一般人看來，心靈與身體完全屬於兩個不同的系統，但事實上，身心之間有著非常密切的關係，免疫系統也會受到情緒狀態與心理的影響。

心帶動身，心影響身

在一九七〇年代，便已經有科學證實，情緒、心理狀態與反應對於免疫系統會產生強烈的影響。人體的神經系統、免疫系統與內分泌系統，能透過神經傳遞影響激素的分泌與細胞之間的資訊傳遞，進而形成整體調節神經網路。精神上的刺激，將會直接使激素作用於免疫系統，產生積極或消極的反應。

在壓力、緊張等各種負面心理刺激的環境裡，身體會形成緊張情緒，導致各種功

能性代謝出現變化，使免疫功能低下。以下幾種負面情緒，是最容易引發免疫力下降的。

壓力過大

壓力下，人很容易形成習慣性疲勞與壓抑情緒，工作效率也會下降。常年處於慢性壓力下的人，罹患各種疾病的風險要比普通人高出更多。

一味忍耐或過分煩惱

在遇到煩惱或一味地對外界不滿忍氣吞聲的人，患癌症的機率要比那些懂得發洩的人高出一倍之多。不過，總是急躁、煩惱，也會使免疫力出現下降，患中風或心臟病的機率也會增高。

習慣爭執

發火時血壓會升高，其影響也是長期的：一旦想到這次吵架，你的血壓便會升高。經常與人爭執的人，其免疫力將會成倍下降。

嫉妒心強

嫉妒心會帶來壓力、憤怒與恐懼，並會令血壓升高，心率加快、腎上腺素提高，同時還會出現以失眠為代表的生理時鐘紊亂。在這種情況下，免疫力下降是自然的事情。

習慣性抑鬱

悲觀、抑鬱、對周圍事物過分冷淡，都會使體內血清素與多巴胺分泌量降低，而這兩種物質是大腦中傳遞良好情緒的關鍵神經遞質。它們的下降，會使痛感增加、睡眠變差，進而導致自癒功能下降。

不懂哭泣

壓抑之後的痛哭能釋放消極情緒，同時，這種淚水還可導致血壓下降、脈搏跳動變緩。不懂釋放眼淚的人很容易受到焦慮的影響，使免疫力、記憶力與消化能力下降。

長期壓抑不滿情緒，很容易誘發癌症。而且，情緒還會影響到癌症的治療效果與復發率。快樂的情緒有利於癌症的治療，悲觀、絕望的情緒則會使癌症加劇，並會很快導致死亡。因此，保持情緒上的樂觀，及時排解壞情緒便成了我們增加免疫力、抗擊癌症的最佳方法。

戶外運動：改善情緒，提升免疫力

英國艾塞公克斯大學在研究中證實，綠色可有效地使疲勞感受與情緒上的波動減少，而僅僅五分鐘的短時間戶外運動，便能顯著地產生改善情緒與自尊心的作用。這是因為，在人類進化史中，綠色樹林的存在往往意味著周圍有豐富的食物與水源；隨著時代的發展，代表積極情感的綠色早已被當成樂觀的編碼印在人類的大腦中。因此，大自然中的綠色往往能為人帶來更多的積極反應與正面效應。

所以，平日應該讓自己多做一些戶外運動。常見較為普通的戶外運動，主要有以下幾種：

爬山

爬山是非常有益的有氧運動，能使心肺功能得到極大的鍛鍊，增強周身血液循環、增加腦部血流量，更能消耗脂肪，使腿部肌肉力量增強。同時，登高望遠，還可緩解疲勞，令人心曠神怡。

騎行

每隔一段時間去郊外騎行，不僅可欣賞美麗的風景，而且還可鍛鍊身體，增強肌肉強度與骨骼的靈活性，使韌帶的柔軟度獲得提高。

各種球類運動

球類運動不僅要求力量與速度，更要求協調、平衡、柔韌度與靈活性等要素。而且，大多數的球類運動都需要多人，這使得與人交往的樂趣在團隊協作中漸漸浮現出來，從而獲得運動與交際的雙贏。

其實，除了以上三種以外，戶外運動還有很多分類，若個人能力有限，無法外出從事大型的戶外運動，到公園和其他草地、樹木多的地方去散散步，也是不錯的選擇。

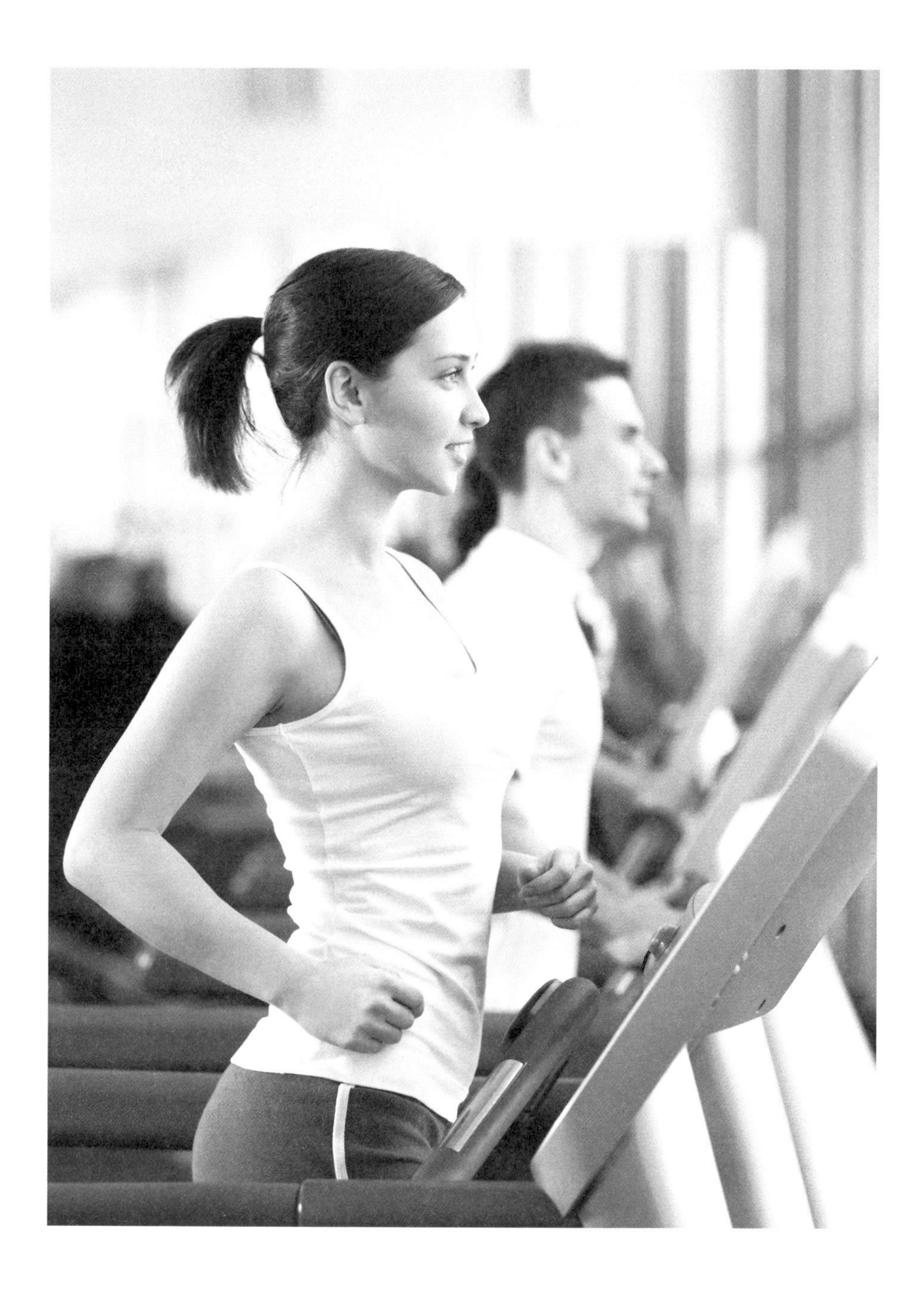

Special

防癌簡單策略

擁有良好的精神情緒和心理狀態

美國醫學家馬公克．波拉與卡萊兒．賀西格的研究證實，以下心理因素往往對癌症的治療與康復擁有神奇的效果：

*擁有積極對抗疾病的精神；

*接受疾病的勇敢心態；

*視疾病為挑戰的心態；

*對自己的疾病與相關後果負責；

*擁有「我能活下去」的欲望與意志；

*保持積極的情緒；

*擁有信仰；

*有新的生活目的；

*願意改變舊的不良生活習慣與行為；

*對自己的生活有主宰感；

＊願意改變生活型態；

＊擁有培養自我、自我成長的意識；

＊有家人、朋友或其他社會支持。

到底哪些心理因素能對抑制癌症產生積極的效果呢？

擁有自信

自信的力量可使我們更合理地認清自己，將力量集中在我們所擁有的才能與優點上，令我們漸漸地愛上生活、愛上周圍的事物，而一旦消極情緒消失，我們的免疫系統便會發揮更多防癌功效。

學會挑戰

若在生活中遭遇了不幸，並形成抑鬱與不安的性格，便應嘗試用有價值、與自我性格相合的工作挑戰，設法令自己的感情昇華，使不安與抑鬱被打敗，達到預防癌症的有效途徑。

認清現實

生活壓力過大、總是處於緊張情緒中者應學會認識現實，對無能為力的事要知足知止，更要量力而行，使自己獲得情緒上的穩定與心靈上的安寧。

開導自己

因遭遇了如親人離世、事業失敗等重大災害而一味哀傷、消極失望者，應主動告別自我封閉，學會與朋友、家人交流，將內心的憂慮、悲傷等不良情緒宣洩出來；或自我疏導，使不良情緒轉為積極行動，專注於自己喜愛的運動，獲得心靈上的平靜。

遠離自大

對現狀不滿、總是以自我為中心者，應嘗試著去發現生活中值得自己感恩的地方，實踐「我為人人」的心志與行動，力求建立起和諧的人際關係，讓自己在與他人的交流過程中獲得心靈的知足與寧靜。

尊重他人

驕傲者往往傲慢，並期望能控制他人，但從防癌角度來說，應消除主觀與偏見，在瞭解自我、尊重他人的同時，學會以謙虛的態度來待人接物，使偏激的行為變成積極的心態。

尊重自己

總是當「爛好人」者多半習慣事事為他人犧牲，可是，一味自我犧牲只會讓自己的壓力增大。我們應學著培養正確的見解、不為外在環境左右的定力，使自己在幫助他人的同時，保護自己的權益。

樂觀應對

不管在現實生活中出現了什麼樣的事情，都應抱著「我可試一下」的樂觀心態去面對，當我們將消極逃避的心理轉化為敢於迎接挑戰的積極心理後，我們便能防癌於未生。

很明顯，若要讓自己的生活遠離癌症的恐嚇，便需要從心態開始積極起來，用快樂與勇敢的情緒帶領自己做到防癌於未然。

Part 02

食物中的健康祕密——植物生化素是偉大的抗癌專家

大多數的慢性退化性疾病，都是因為身體抗氧化能力下降引發的。
植物生化素是天然的，現代科學無法製造，身體本身也不能創造它們，
植物性食物是獲得植物生化素的唯一來源，
不僅有消除自由基、抗氧化的作用，
還能輔助其他各類維生素發揮其最大生理機能，
更能促進身體免疫功能的提升。

CHAPTER 1

你一定要知道的植物生化素

蛋白質、脂肪、碳水化合物，它們為人體各項活動提供能量，維生素與礦物質則透過參與食物的消化、酶的代謝活動來維持身體活動的正常運作，使身體免受病毒侵害。不過，除了以上物質以外，自然界中還有很多物質同樣對人體有重要作用，植物生化素便是其中一種。

植物生化素主要由以下三種內容組成：

①植物性食物中含有的紅、黃、橙、綠等多種不同的色素成分；

②植物中能引發苦、辣、酸、甜、澀等不同味覺的成分；

③黏稠度極強的果膠、無甜味的「多糖」、無味又難以消化的纖維素等。

植物生化素是天然的，現代科學無法製造，身體本身也不能創造它們，植物性食物是獲得植物生化素的唯一來源。研究發現，同一種植物可能含有多種不同的植物生化素，如馬鈴薯中便含有咖啡酸、纖維素等多達百種以上的植物生化素。

在日常的飲食結構中，植物生化素有著極為重要的作用。大多數的慢性退化性疾病，都是因為身體抗氧化能力下降引發的，作為身體能量的重要來源，食物中的抗氧化物顯得格外重要。比起人體能合成的褪黑激素、尿酸等內源性抗氧化物，食物中豐富的維生素C、A等天然抗氧化物的積極作用更大。這些品種繁雜的「非營養素」物質，不僅有消除自由基、抗氧化的作用，同時還能輔助其他

植物生化素功效

植物生化素中的一些化合物可抑制正常細胞轉化為癌細胞，它們在預防與治療癌症的過程中，主要可發揮以下幾大功效：

◆促進細胞自身新陳代謝；

◆提升人體免疫力；

◆對細胞分化形成良性誘導作用；

◆有效抵制癌細胞的生長形成；

◆抑制血管增生，令心腦血管疾病發生機率下降；

◆植物生化素中的膳食纖維可使致癌物質的影響大大降低。

各類維生素發揮其最大生理機能，更能促進身體免疫功能的提升。

一九九〇年代，國內外幾項大型的研究皆證明，如果在日常飲食中增加蔬菜水果的攝取量，能使多種癌症的發生率大大降低。這一事實令營養學界與醫學界專家們意識到，植物生化素在預防與治療疾病方面可能有更大的潛在作用。這些功效的公布，令原本不被重視的植物生化素，成了飲食結構中最炙手可熱、也最易於獲得的營養來源。

這些常見的水果蔬菜所提供的植物生化素，不僅對癌症有預防作用，同時對如高血壓、心臟病等慢性疾病也有積極的作用。因此，植物生化素是我們維護自身健康不可或缺的一把關鍵鑰匙。

CHAPTER 2

植物生化素是抗癌先鋒

各類蔬菜皆含有不同的植物生化素，到目前為止，已知植物生化素有四千多種，而它們的功效還在不斷被發掘與證實中。

須注意的是，同一種顏色的植物含有各類相同的植物生化素，例如，橙色的柳丁與胡蘿蔔中同樣含有橙色的胡蘿蔔素，紅色的西瓜與番茄中含有紅色茄紅素，黃色的檸檬、香蕉中則含有黃色的異黃酮素。這些植物生化素的存在，使植物擁有了不同的香味與顏色，同時幫助它們抵禦細菌與病毒的侵害。如果每日三餐都能攝取足量的水果、豆類、蔬菜，那麼，便可獲得足夠的植物生化素來維持健康。

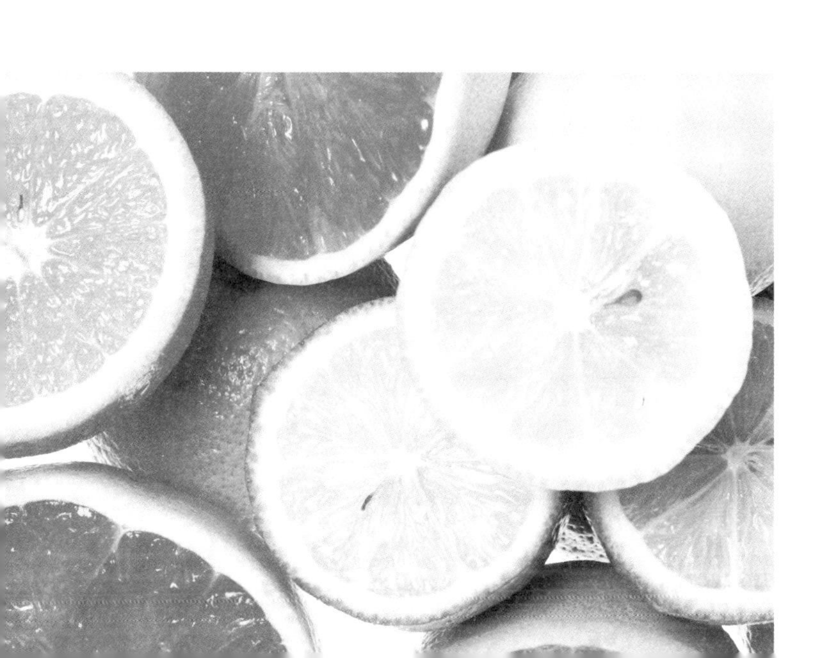

植物生化素	食物名稱	作　用
類黃酮	黃豆、茶、蘋果、洋蔥、柑橘	保護心臟，降低血栓的形成，減少白血球的不活動性，預防致癌物質對正常細胞形成負面影響
花青素	葡萄、花生、覆盆子、黑米、櫻桃	抗氧化，抵抗自由基對身體的傷害，疏通血流，預防心腦血管疾病，對肝臟形成保護，抗突變，減少致癌因素的形成
木甙	黃豆	有阻止癌細胞毛細血管生長的作用，令腫瘤因得不到營養而萎縮
茶黃素	紅茶	調節血脂，對心血管疾病有預防作用，可降低腸道中的膽固醇含量，同時阻礙體內膽固醇的合成
黃烷醇	可可、茶、蘋果、葡萄酒	抗氧化，促進血管擴張，透過降低血液中血小板的黏附度令血流恢復健康，使血壓保持正常
皂苷	大豆、扁豆、四季豆	抗氧化，保護細胞膜，防止細胞老化，使血管擴張，降低血糖與血壓，提高肝細胞蛋白質與DNA合成，抵抗突變作用，顯著抑制癌細胞生長
β-隱黃素	橘子、玉米、黃豆	促進代謝，抑制癌細胞生長，抑制白血球分裂
葉黃素	玉米、美生菜、冬瓜、青花椰菜	預防視力下降與失明，減緩細胞與器官衰老，有效抑制癌細胞生長
果膠	蘋果、梨、柑橘	增強細胞內部支撐能力，加速正常細胞生長速度，恢復正常細胞能力
兒茶素	綠茶	加速細胞新陳代謝，抵禦真菌
茄紅素	西瓜、番茄	自然界中最強的抗氧化劑，可有效清除自由基，預防因衰老、免疫力下降所引發的各類疾病，調節細胞生長代謝，阻斷細胞的基因突變過程

植物生化素	食物名稱	作　用
蘿蔔硫烷	花椰菜、胡蘿蔔、綠花椰菜	抗氧化，可引發癌細胞自身阻滯，加速其死亡，誘導人體排出自由基與致癌物等多種有害成分
葉綠素	菠菜、美生菜、小白菜等各種綠葉蔬菜	去除食物上殘留的毒素，並能與輻射性物質結合後排出體外，促進正常細胞恢復，對癌細胞有抵禦作用
薑黃素	薑	降血脂，抗氧化，抑制白血球分裂，抵禦癌細胞生長
單萜	胡椒、柑橘皮	促進血液流通與致癌物質排出體外，預防基因突變
木聚糖	亞麻籽、黑芝麻、白芝麻	抗氧化，促進血液流通，對如乳腺癌、前列腺癌等雌激素依賴性癌症的預防與治療有明顯效果
芸香苷	大麥、小麥、蕎麥	維持毛細血管正常抵抗力，預防動脈硬化，促進正常細胞生長
硫化物	蔥、蒜、薑	天然抗氧化劑，可殺死病毒與細菌，預防心血管疾病，消除自由基，對直腸癌有顯著抑制與治療作用
蛋白酶抑制劑	大豆、馬鈴薯	阻止引發腎癌與胰腺癌的「羥基肽酶」，預防癌細胞的生長
吲哚	甜橙、檸檬、花椰菜、高麗菜	增強身體免疫能力，加快毒素排出，抗真菌
苯己硫氰酸酯	白蘿蔔、胡蘿蔔、胡蘿蔔、高麗菜	保護肺細胞免受尼古丁類致癌因素的侵襲，對癌細胞的生長有明顯抑制作用
芥子油苷	芥末、白蘿蔔、雪裡紅	促進身體新陳代謝，抑制癌細胞生長，可有抑制因抽菸引發的肺癌
多元醣	枇杷、人參、蘑菇、木耳	防止老化，消除自由基，抑制癌細胞成長，促進細胞正常代謝

CHAPTER 3

生蔬果的皮、籽中含豐富的植物生化素

生蔬果是植物生化素的最主要來源，且多集中於蔬果的皮、籽中，其中又以果籽的植物生化素含量最多。

食用常見水果皮、籽，注意「吸收」與「安全」兩道關卡

蔬果在生長的過程中，難免會有如農藥、細菌等污染，想要全面地攝取果皮中的植物生化素，便須注意「吸收」與「安全」兩道關卡。

全食蘋果，小心表皮毒素

有些蘋果在生長過程中，為了防蟲、保鮮，會使用打過農藥、經過特殊處理的袋子包裝。此類蘋果的蘋果皮已被污染，應在徹底清洗乾淨後，削皮食用。

除此以外，食用蘋果皮時，應仔細清洗，確保表皮上無農藥與其他有害物質殘留。帶皮打汁或帶皮食用，都是不錯的選擇。

食用香蕉皮，注意表皮色澤

香蕉皮能促進胃腸蠕動，幫助毒素排出，但是，在食用時，應看表皮顏色是否正常。香蕉存放時間過長時，表皮色素便會出現變化，並會孳生黴菌。食用香蕉皮時，不管是打汁還是直接食用，都應選擇表面全黃金、無任何黑色斑點的。

西瓜皮須經過去蠟處理

西瓜皮裡含有豐富的植物生化素，有解熱、清暑、止渴、利尿的作用，但在生長的過程中，其表皮會出現一層有保護作用的蠟質。在食用時，應使用刨刀將表皮處的青皮層刨下，再食用內裡的白皮。

葡萄皮、籽打汁更好消化

葡萄皮富含白藜蘆醇，不僅可預防心腦血管疾病，更有防癌作用；葡萄籽富含原花青素、黃酮類等多酚類物質，皆是強力抗氧化劑。葡萄籽殼極厚，整顆食用對消化不利，且直接食用不僅有強烈的澀味，還會使舌頭發麻。因此，選擇全食葡萄時，最好洗淨打成汁後再飲用。

應盡量全食的蔬菜

很多人習慣將以下蔬菜去除皮莖後再食用，但事實上，採用全食的方式，對防癌更有益。

有些蔬果不可帶皮、籽吃

蔬果中的確含有大量的營養物質，但是，有些蔬果如果帶皮、籽食用，很容易引發中毒或其他疾病。

不可帶皮食用的蔬果

①**馬鈴薯皮**：馬鈴薯皮中有一定的「配糖生物鹼」，該物質在體內累積過多後，會引發慢性中毒，因其症狀不明顯，往往會被忽視。

②**紅薯皮**：紅薯皮裡含有過多的鹼，食用太多會引發胃腸不適。存放過久的紅薯表皮會出現褐色或黑褐色，這表示紅薯已被「黑斑病

名稱	可全食原因	作用
菠菜	葉與莖部皆富含植酸	具有極強抗氧化性，可促進細胞正常分化
萵苣	葉子含有植酸	具有極強抗氧化性，可促進細胞正常分化
黃瓜皮	含有豐富的抗氧化劑與膳食纖維	促進毒素排出，預防衰老
空心菜	葉、莖部含有纖維素、木質素和果膠	可加速體內有有毒物質的排出，預防癌症
番茄皮	富含茄紅素	抗氧化作用極強，可促進細胞正常分化
南瓜皮	富含果膠	可消除致癌物亞硝胺的突變，有防癌作用
芹菜	葉莖部富含木質素	具有強抗氧化作用，提升細胞自癒能力
花椰菜	花椰與莖部富含抗癌成分	可提升身體自癒力與免疫力

菌」感染，感染後，紅薯皮會產生番薯酮與番薯酮醇。這兩種物質在進入人體後，會使肝臟受損，並會引發如嘔吐、頭痛、昏迷等症狀的中毒，嚴重者甚至會導致死亡。

③柿子皮：柿子富含鞣酸，在未成熟時，鞣酸多存在柿肉裡，但成熟後，鞣酸多存在柿皮中。鞣酸在人體胃酸的作用下，會與食物裡的蛋白質結合，生成不易排出體外的柿石，引發多種疾病。

④銀杏皮：銀杏的果皮裡含有白果酸、白果醇等多種有毒物質，這些物質在進入人體後會損害中樞神經。

⑤荸薺皮：荸薺種於水田中，其皮部會聚焦水中大量有害物質與化學物質。此外，荸薺皮裡還有各類寄生蟲，再加上表皮極難清理最好不食用。

應去籽食用的蔬果

主要為櫻桃、苦杏仁、李子、枇杷，此類蔬果屬於含氰果仁，其中含有苦杏仁與苦杏仁甙酶。苦杏仁甙在體內會分解成為氫氰酸，是引發人體中毒的主要物質。該物質可使細胞氧化作用受阻，令細胞窒息，嚴重者甚至會造成組織缺氧，導致噁心、嘔吐等中毒現象，長期食用有可能引發癌症。

除以上特別指出的食物之外，大部分蔬果都應保留果籽一起食用。由於有些人消化能力不強，加上某些蔬果的皮、籽的確難以咀嚼，因此，以蔬果機作成新鮮蔬果汁可促進消化，達到全面吸收植物生化素的目的。

雖然生蔬果的皮、籽中含有豐富的植物生化素，但某些植物生化素在經過烹飪之後會流失掉，因此，我們應以「能直接食用的便直接食用」為原則。

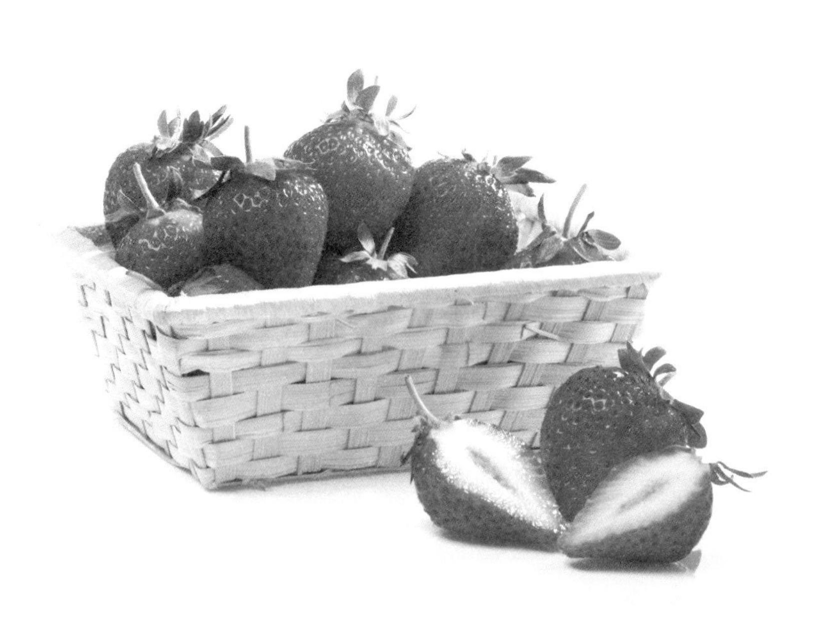

CHAPTER 4

直接食用吸收更均衡

蔬果生長的過程都需要灌溉、施肥與打藥，這使它們在富含營養的同時，也受到細菌、農藥與各類寄生蟲卵的污染。因此，直接食用蔬菜水果時，應注意一些特定的問題。

有些水果不可空腹食用

有些水果雖然富含植物生化素，但空腹食用卻會對人體造成傷害。

番茄

番茄中含有豐富的植物生化素，但空腹食用時，其中的果膠類物質很容易與胃酸發生化學反應，在胃中形成無法溶解的塊狀物體，這些硬塊會堵塞胃部出口——幽門。一旦幽門不通，便會使胃部壓力升高，造成胃部腹痛。

香蕉

香蕉富含鎂元素，如果空腹食用過多，會令血液中的鎂突然升高，使得鈣與鎂比例失衡，血液流動受到抑制，嚴重者甚至可誘發心肌梗塞。

柿子

柿子中的鞣酸、柿膠酚等植物生化素皆屬收斂性極強的物質，在空腹食用後，這些物質會與胃酸結合形成無法溶解的硬塊。若大硬塊無法排出，便會引發「胃柿結石症」。

桔子

桔子裡有大量的有機酸，空腹食用會使胃部黏膜受到刺激，對胃部造成傷害。

山楂

山楂本身就有通氣、消食的作用，如果空腹食用，不僅會消耗身體精力，而且會使飢餓感變強，並有可能造成或加重胃病。

甘蔗・荔枝

甘蔗與荔枝裡含有過高的糖分，空腹食用過多，極有可能引發「高滲性昏迷症」。

有些蔬果不可直接食用

直接食用蔬果也應分清不同類別，有些蔬果不宜生食。

含毒蔬果

在生鮮階段中，黃豆、扁豆類食物含有豆類皂素，生樹薯含有天然氰化物，這兩種物質皆存在一定的毒性，必須加熱破壞後食用，否則會引發腹部不適。

含藍草酸蔬果

菠菜、紫蘇在生鮮階段含有高量藍草酸，直接食用會阻礙鈣質吸收，引發低血鈣症，嚴重者甚至會損害肝、腎，造成急性腎衰竭。

含礦物質蔬果

稻、黍、稷、麥、菽五穀中含有包括鎂在內的礦物質，此類礦物質只有在煮過後才能被人體消化系統吸收。

含細胞成長抑制因素蔬果

豆莢類食物中，如豌豆，富含細胞成長抑制因素，生吃會影響細胞紅血球造血功能。

含致甲狀腺蔬果

十字花科蔬菜中含有致甲狀腺物質，如白蘿蔔、高麗菜，長期生吃會造成甲狀腺腫大。

含鉀離子蔬果

胡蘿蔔中富含鉀離子，生吃會對腎臟造成負擔，若本身患有腎臟疾病或尿毒高者生吃，極有可能因為心臟麻痺而死亡。

此外，花生這類核果很容易引發過敏，有時候，就連美味的奇異果與草莓都有可能讓你出現過敏症狀！因此，如果你是易過敏者，最好慎重選擇蔬果。

所有蔬果都要清洗乾淨再食用

直接食用蔬果的最大前提在於：要處理好蔬果的安全問題。不管是何種形式的直接食用都會有一定的危險，特別是當食物來源受到污染時。對於抵抗力不高的人來說，細菌感染與微生物是最直接的威脅，清洗不完全，吃下的蔬果便很容易引發疾病。

水沖洗

使用水沖洗蔬果又不破壞植物生化素的方法，可分為以下三種：

①**流水沖洗**：最有效的方法就是將蔬果放在流動的水下，一邊用手輕輕搓揉，一邊沖洗五分鐘左右，使蔬果表面的毒素被完全沖走。

②**淘米水浸泡**：市場上的農藥大多為酸性，而淘米水為鹼性，可先使用淘米水浸泡五分鐘左右，待農藥完全中和後，再用手輕輕搓揉蔬果表面。需注意的是，不可用頭兩次的淘米水，因為米表面含有鉀元素，前兩次的沖洗後淘米水呈現為弱酸

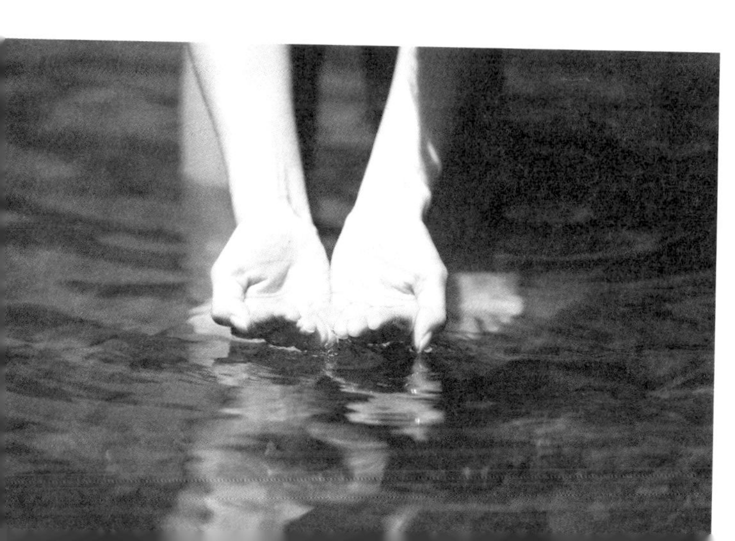

性，只有在三次以後才會變成鹼性，而農藥唯有在鹼性物質中才會喪失毒性。

③蘇打水沖洗：小蘇打屬於鹼性物質，能令酸性農藥喪失毒性。清洗蔬果時，可用一：一百的比例將小蘇打粉以水稀釋，並將果蔬浸泡其中三十分鐘左右，再以清水沖洗三至五分鐘。

④鹽水浸泡：鹽水具有殺滅病毒、真菌的作用，而且還能去除蔬果中的寄生蟲。清洗蔬果時，可將蔬果浸泡在鹽水中二十至三十分鐘，再拿到清水下沖洗三至五分鐘後食用。

細緻清理

並非所有的蔬果都是透過簡單沖洗、浸泡便能處理乾淨的。以下是清理多葉、多蔬果時的方法。

①表面不平用刷子：黃瓜、胡蘿蔔、草莓等蔬果可在溫水中浸泡一至二分鐘後，再使用柔軟的刷子輕輕刷洗，在遇到凹陷處時，應在清水沖洗的同時多刷幾下，以避免細菌與農藥在凹處殘留。

②大葉蔬菜逐片沖：處理白菜、高麗菜這類包葉蔬菜時，必須整片清洗，不能在切後再清洗。可先去除外面的葉片，再將內部菜葉一片片剝開，以溫水泡三至五分鐘後，逐片以流水沖洗。

③**小葉類蔬菜整株清洗**：清洗菠菜、美生菜、茼蒿等小葉類蔬菜時，應先將根切除後，放在清水中抖動清洗三至五分鐘，再將根部向上，以流水沖洗三至五分鐘，利用流水的衝力將殘留農藥去除。

④**帶蒂頭蔬果邊刷邊洗**：櫻桃、椒類蔬果多帶有蒂頭，蒂頭處往往有較多農藥殘留，浸泡時應用軟毛刷對其表層輕輕刷洗，再拿到水龍頭下沖洗。清洗此類蔬果時，不可將蒂頭摘掉，以避免在浸泡過程中使污染透過蒂頭處滲到果肉中。

⑤**多果類蔬果用麵粉篩洗**：麵粉或澱粉皆帶有一定的黏性，在清洗如葡萄這多果實類蔬果時，可將果實單個摘下，放進加入了兩至三勺麵粉或澱粉的水中來回篩洗，上面的細菌與農藥便會被黏下來大半，再沖洗三至五分鐘即可。

其實，在選購蔬果時，便應注意污染問題，那些色澤鮮豔、帶有少許蟲洞的蔬菜，其實要比毫無蟲害的蔬菜更健康。同時，應避選擇有擦傷或本身已發黴的蔬果。

另外，建議在準備食用前再清洗，蔬果內部的水分與養分才不會流失，提前清洗會加速它們的腐壞。

使用化學類清潔劑並不明智——這些化學用品本身就是一種污染，過分相信它們的作用，會讓有毒物質在體內累積。

CHAPTER 5

富含植物生化素的抗癌食材

甜菜根

甜菜根中富含天然的抗癌植物生化素——葉酸，人體一旦缺乏葉酸，便會引發細胞性貧血，並導致體內白血球減少。葉酸的作用在於預防貧血，令細胞維持正常發育。甜菜頭中的硒元素含量也很高。硒是醫學界公認的抗癌元素，被稱之為人體微量元素中的「抗癌王」。除了以一般的烹飪方法之外，每天將甜菜根打成蔬果汁，飯前飲用約二百五十毫升，將有良好的抗癌效果。

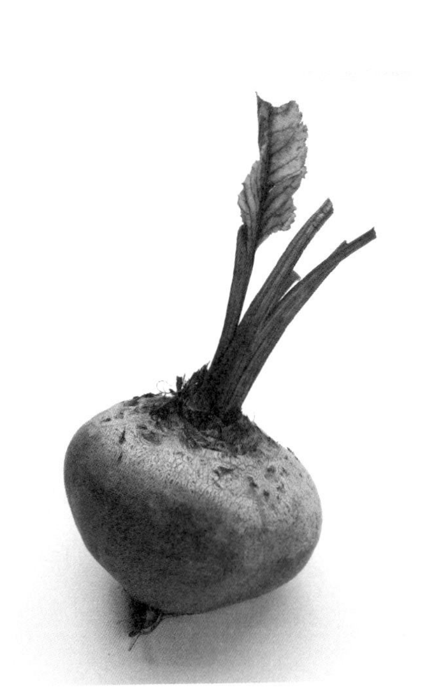

生薑

生薑中含有豐富的薑黃素，這種植物生化素可對能引發癌症的環氧酶二產生抑制作用，並能促使有可能發展成為癌細胞的病變細胞自行死亡，對防止血管增生與抑制癌細胞進一步擴散有著明顯的功效。此外，生薑中的薑辣素也是一種植物生化素，可對舌頭上的味覺神經與胃黏膜感受器產生良性的刺激，並能透過神經反射使胃腸道充血，促進胃腸蠕動，增強身體消化功能，從而降低胃癌罹患率。

生薑可當調味料，也可涼拌食用，也可鹽醃食用。但生薑性辛溫，炒菜時加入少許即可，作為醃菜，一次也應保持在一顆以內的量。本身患有胃潰瘍、腸胃炎症、肝炎、內火過盛的人更應少食。

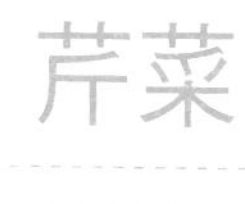

芹菜

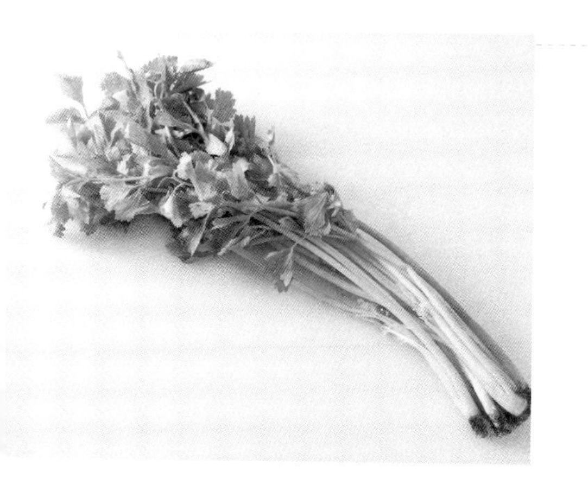

芹菜中含有多種植物生化素：高量葉酸可預防血管梗塞；維生素 C 可避免自由基破壞細胞；β-胡蘿蔔素能加強人體免疫系統功能，大大降低乳腺癌、肺癌等癌症發生機率；硫化醯胺可擴張血管，使血壓降低，從而令血管出現癌變的機率變小。使用普通的烹飪方法，每天吃一些芹菜，便可達到良好的抗癌效果。

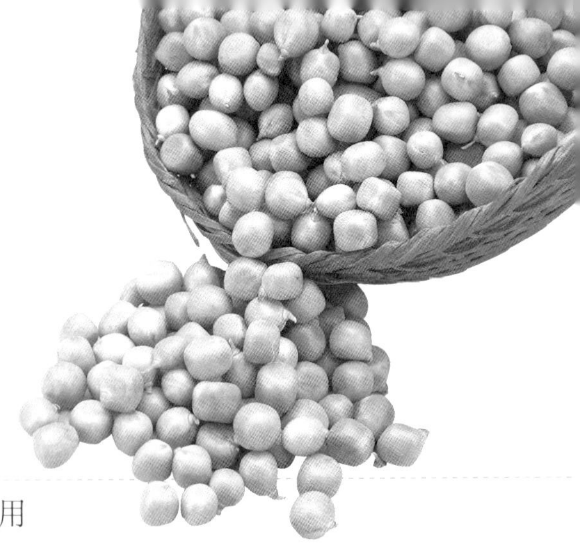

大豆

大豆中至少含有五種具有防癌作用的植物生化素：異黃酮能有效減少前列腺癌的發生機率；皂苷能對癌細胞的生長產生抑制作用，具有顯著的抗癌功能；蛋白酶抑制劑對皮膚癌、膀胱癌，對乳腺癌也有顯著的抑制作用；肌醇六磷酸酶可幫助減少結腸癌的發生機率；植物固醇能降低結腸癌的發生機率，並對心臟有保護作用。

大豆不僅可製作成各種油類來烹煮食物，還能打磨成豆漿。但在高溫情況下，大豆會產生有毒的四——羥基壬烯醛，最好避免過度加熱，在烹飪或研磨豆漿時，時間都應控制在三十五分鐘以內，超過這個時間，大豆中的有益植物生化素便會被破壞，極有可能生出有毒物質。

大蒜

大蒜被稱為「抗癌之王」，蒜頭中富含蒜氨酸和蒜酶，兩者在相互作用下，會生成具有揮發性的蒜辣素。當蒜辣素被身體消化後，可與細菌中的胱胺酸產生沉澱性反應，使細菌本身正常的代謝被破壞，令其繁殖與成長被阻斷。不過，蒜辣素會被高溫分解，失去原本的抗癌、殺菌作用，所以食用時最好整瓣或拍碎生食，也可在烹飪食物時最後再加入大蒜當調味料。

番茄

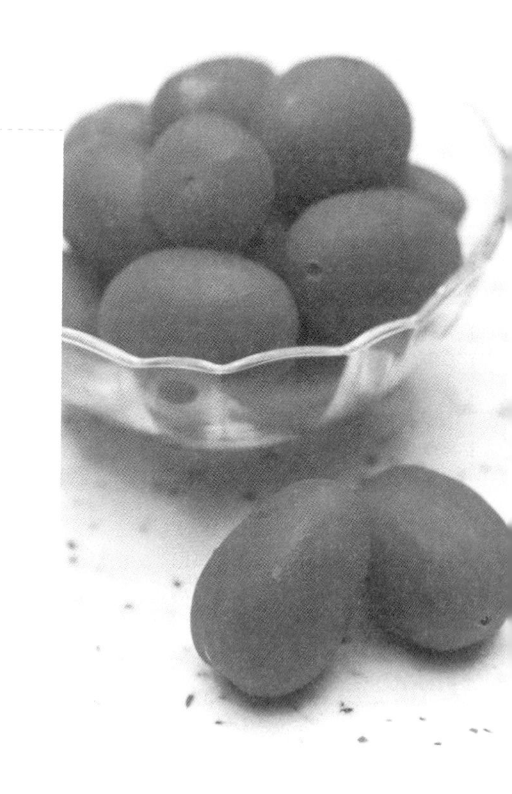

番茄中的茄紅素就是良好的抗氧化劑，同時對細菌還有抑制作用。近年來，有科學家發現，番茄有豐富的谷胱甘肽，不僅可抗癌，更能抗衰老。此外，番茄中的 β- 胡蘿蔔素和 γ 胡蘿蔔素能增強人體免疫力，維生素C和維生素E則能防止自由基破壞細胞，並能預防心臟病。

不過，以上植物生化素在遇光、熱與氧氣時容易分解失效，因此，在烹製過程中，應避免長時間高溫加熱，製作常吃的番茄炒蛋時，也應以番茄的色澤不起變化為準。

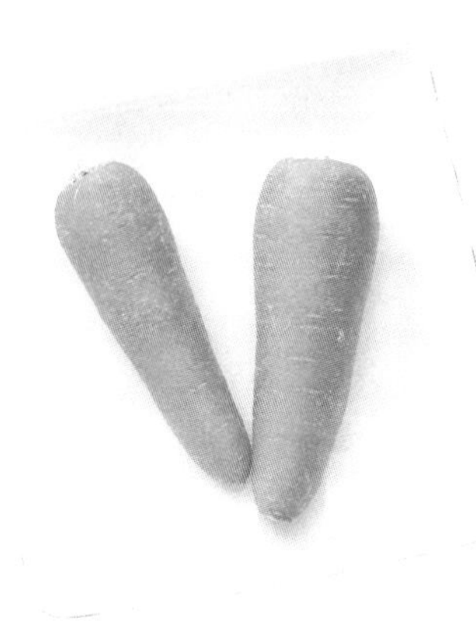

胡蘿蔔

胡蘿蔔含有豐富的胡蘿蔔素，且這種胡蘿蔔素在高溫下也極少被破壞。胡蘿蔔素進入人體消化道後，可轉化為維生素 A，維生素 A 不僅對眼睛與皮膚有良好的保健功能，對結腸癌、胃癌、乳腺癌等癌症更有明顯的抑制作用。胡蘿蔔還含有豐富的木質素、維生素 C、谷胱甘肽，這些植物生化素都可加速細胞自身的排毒與防癌。對於想抗癌又不太會烹飪，或喜歡吃過熟食物的人來說，胡蘿蔔是不錯的選擇。

苦瓜

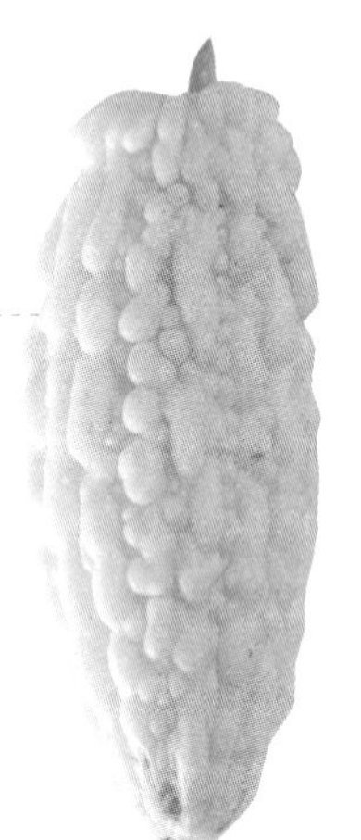

苦瓜中含有一種名為「苦瓜素」的植物生化素，這種植物生化素被稱為「脂肪殺手」，它能有效地清除體內的多餘脂肪，淨化細胞生長環境。苦瓜中還富含膳食纖維和維生素 C，它們皆可對正常細胞的癌變產生抑制作用，並能保護正常細胞，促進突變細胞的復原，具有很好的抗癌作用。將苦瓜涼拌或小火清炒，能保留最多的植物生化素。

菠菜

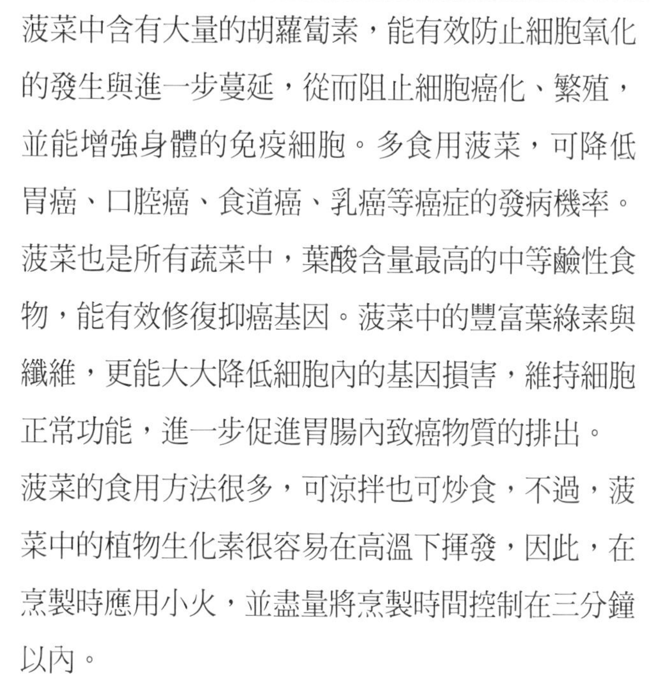

菠菜中含有大量的胡蘿蔔素，能有效防止細胞氧化的發生與進一步蔓延，從而阻止細胞癌化、繁殖，並能增強身體的免疫細胞。多食用菠菜，可降低胃癌、口腔癌、食道癌、乳癌等癌症的發病機率。

菠菜也是所有蔬菜中，葉酸含量最高的中等鹼性食物，能有效修復抑癌基因。菠菜中的豐富葉綠素與纖維，更能大大降低細胞內的基因損害，維持細胞正常功能，進一步促進胃腸內致癌物質的排出。

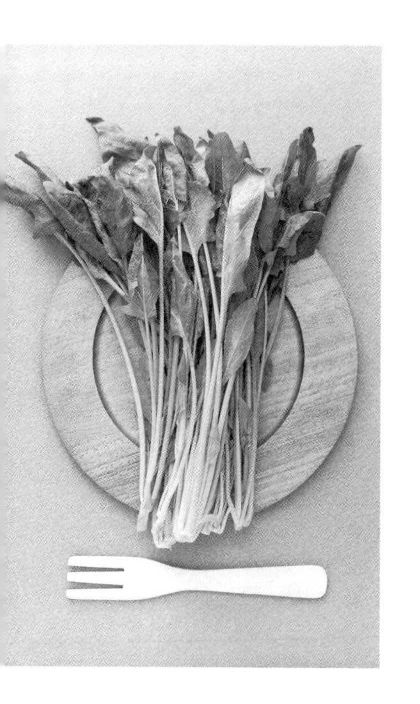

菠菜的食用方法很多，可涼拌也可炒食，不過，菠菜中的植物生化素很容易在高溫下揮發，因此，在烹製時應用小火，並盡量將烹製時間控制在三分鐘以內。

葉綠素、β-胡蘿蔔素、谷胱甘肽、苦瓜素……這些目前無法透過人工合成的植物生化素，對於保護人體細胞的免疫功能有重要的功效。多攝取一些抗癌食材，能強化人體免疫系統，提升抗癌基因的抗癌能力。除了上述食材之外，地瓜、蘆筍、花椰菜、苜蓿、柑橘、西瓜等也是不錯的選擇。

Special

防癌簡單策略：多喝水，喝對水

癌症是有毒物質在人體細胞內外體液中經過長期的累積後，引發細胞損傷，又導致急性惡化的結果，在癌細胞擴散的過程中，體液將它們帶到了身體各處。因此，多喝水是預防癌症的一個妙招。透過正確的喝水方式，使細胞內的水正常化，可令細胞保持其正常生理機能。

選擇正確的喝水時間

最佳的喝水時間主要有以下五個：

（1）睡前喝水

臨睡之前一至二個小時喝二百至三百毫升的水，可有效降低血液黏稠度，預防中風與心肌梗塞。

(2)起床後喝水

起床洗臉後喝二百至三百毫升水，可有效促進腸胃蠕動，防止便祕。

(3)運動前喝水

運動前飲水，可使血液中的水分增加，血液又會將這些水分及時地供給肌肉與細胞，使身體獲得足夠的氧氣與養分，有效降低運動疲勞。

(4)飲酒前喝水

酒精中的利尿成分會令體溫上升、血管擴張，讓身體缺水。飲酒前多喝水，可減少酒後口渴。

(5)疲勞、焦躁時喝水

無外因影響下的疲勞、焦躁或注意力不集中，很可能是身體缺水造成的，此時喝水，可讓人煥發新的活力。

喝正確的水

喝水時，應盡量選擇以下幾種：

（1）選擇鹼性飲料

身體只有在酸鹼平衡時，才是最健康的。適當地飲用蔬果汁、茶水類的鹼性飲料，有利於維持這一健康狀態。

（2）選擇弱鹼性天然水

礦泉水、純淨水、各種碳酸飲料皆屬人造水，是改變自然水中的成分後形成的功能退化型水，所以，喝水時最好選擇燒開的白開水。

（3）選擇看不見的水

如果你不喜歡喝水，或忘記了喝水，可選擇食用蔬果來代替。蔬果中的含水量一般超過七〇％，每天吃五百公克的蔬果，就能獲得三百至四百毫升的水分。如果能在三餐中配以粥類，更能達到較好的補水效果。

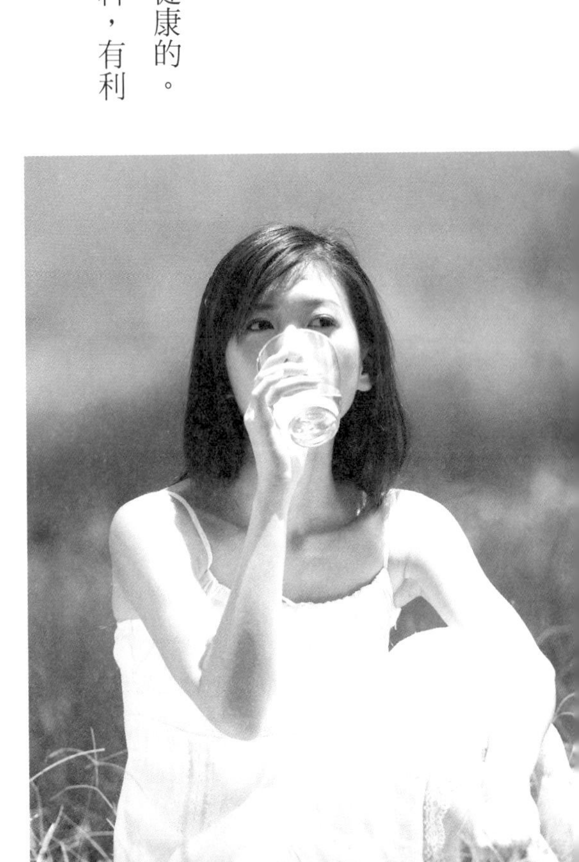

以正確的方式喝水

正確的喝水方式可歸納為以下四種：

（1）小口喝水

喝水時最好小口飲用。大口喝水會加速體液循環，使水分過快流失；而且喝水太快，易引發氣脹。小口喝水可避免以上負面效應，促進新陳代謝。

（2）每隔一至二小時喝一次水

不必非要勉強自己一天喝多少毫升的水，只要每天尿液清亮、口不渴，便表示體內並不缺水。但是如果等到真正口渴時，便已經代表體內水量不足了。為了避免這種情況，每一至二小時喝二百毫升的水最為理想。

以正確的方式喝水，讓源源不斷的好水充盈細胞，使細胞生活在清新的環境中，能令毒素無處藏身，防癌症於未然。

Part
03

吃出好身體的飲食之道

科學家研究發現，健康人的血液呈現為弱鹼性，
而癌症患者百分百都屬於酸性體質。
酸性體質者經常會有身體疲憊、記憶力下降、四肢無力、便祕等多種問題，
如果不注意改善，便有可能為癌症提供溫床。
因此，改善酸性體質是預防癌症的另一有效方法

CHAPTER 1 健康飲食，從調理體質開始

八五%的癌症患者為酸性體質

健康的血液，其PH值應保持在七．三五至七．四五之間，這種弱鹼性的體質環境，可為細胞生存提供最佳的生存條件，令細胞正常發揮其功能。

在嬰兒時期，人的體質大多屬於弱鹼性，但隨著年齡的增長，受外界因素、飲食習慣等各種影響，原本正常的體質開始出現酸化現象。因此，怎樣使體質維持在正常的弱鹼性，是遠離疾病的第一步。

酸性體質是如何形成的？

一、過度攝取酸性食物

乳製品、蛋、高脂類食物皆屬於酸性食品，在生活中過度攝取此類食物，會使血

液轉變為酸性，讓血液變得黏稠，不易於流向四肢的毛細血管末梢。在得不到充足的血液供應時，人體便會出現如失眠、四肢冰冷等各種現象。

二、過度食用精細食物

由於精細食物中的纖維素不足，所以，胃腸往往會因為無法獲得充足的營養而功能變差。喜食精細食物者胃腸老化速度會比一般人更快，肝功能也會下降。當胃腸功能出現問題時，毒素便很容易在體內堆積，令體質變酸。

酸性體質特徵

1.皮膚無光澤，臉上易長痘；

2.睡眠品質差，易失眠、早醒；

3.易疲憊，就連上下樓梯都會喘得厲害；

4.常有便祕、口臭現象；

5.喜食甜物；

6.易出腳汗，四肢易冰冷；

7.易得皮膚病，外傷傷口癒合緩慢；

8.胃腸功能不佳，消化能力不好；

9.常出現感冒、發燒之類的小病。

三、習慣性熬夜

夜間身體新陳代謝活動旺盛，晚上一點還在熬夜者，身體不僅要供應營養給大腦，同時還要進行各種代謝活動。這種「兩頭兼顧」的營養供應方式一旦形成習慣，代謝活動便會變得不徹底，造成毒素在體內殘留。毒素累積到一定程度後，體質就會變酸。

四、不良飲食方式

不吃早餐會促使甲狀腺、腦下垂體等腺體去燃燒脂肪組

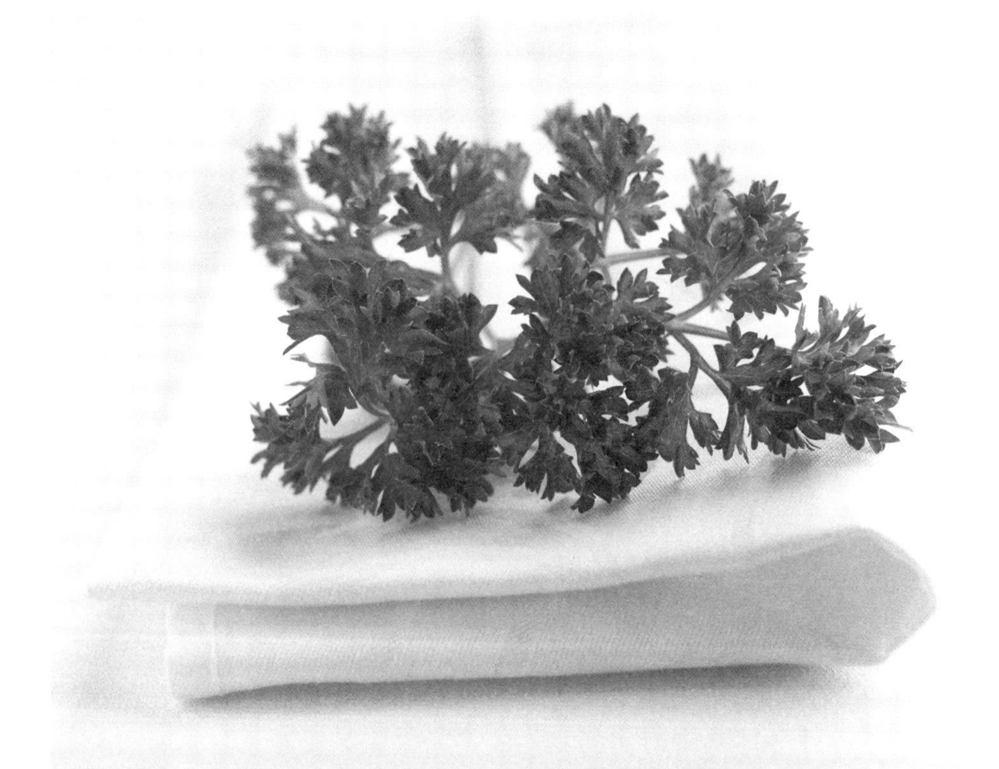

織，除了造成腺體亢進，更會令體質變酸。

晚上八點以後進食，會使胃腸在夜間也得不到休息，食物的營養無法充分吸收，食物殘留在腸子裡面會變酸、發酵，產生毒素使體質變酸。

改善體質，從食用鹼性食物開始

想改善酸性體質，或保持弱鹼性體質，便要少吃酸性食物，多食用鹼性食物。

在準備飲食時，對照上表，多食用鹼性的食物，長期下來能有效促進體質轉變為弱鹼性。

常見食物的酸鹼性分類表

強酸性	蛋黃、乳製品、高糖分蛋糕、柿子、胚芽米、米糠
中酸性	蕎麥、白糖、麵包、小麥、奶油
弱酸性	白米、花生、酒、海苔、牛奶、茄子、南瓜、小黃瓜、柿子
弱鹼性	紅豆、蘿蔔、蘋果、高麗菜、洋蔥、豆腐
中鹼性	蘿蔔乾、大豆、胡蘿蔔、番茄、香蕉、橘子、草莓、蛋白、梅乾、檸檬、菠菜
強鹼性	葡萄、茶葉、葡萄酒、海帶芽、海帶

CHAPTER 2

防癌的十一項飲食原則

預防癌症首先要從飲食做起，按以下「飲食原則」便能大大降低「癌從口入」的機率。

少吃鹽分

鹽分是身體維持正常運作不可缺少的，但是，過多的鹽分會使身體積存水分，導致血容量增加，增大血管壁的側壓力，間接增高血壓。長期習慣吃太多鹽的話，會經常處於口渴狀態，需要喝大量的水來緩解。這種不良的生活方式，不僅會使身體浮腫，更會增加腎臟的負擔，增大腎癌發生機率。減少鹽分攝取量，是預防癌症第一步。

少吃糖

癌細胞最喜歡的「食物」就是糖。《美國臨床營養學雜誌》指出，每天只要喝兩杯甜飲料，患胰腺癌的風險就會比不喝的人高出九〇%。過度攝取糖分，將促使胰島素大量分泌，令胰島腺功能受損，這是引發胰腺癌的潛在原因之一。與此同時，糖分攝取過量可能引發肥胖，而肥胖是膀胱癌、胃癌、腸癌等多種癌症的最大隱患。想要避免糖對健康造成損害，每日攝取糖分的量應控制在五十公克以內。

少喝酒

世界癌症基金研究會證實，每天喝兩杯一百二十五毫升、酒精濃度為八%的酒，便可增加二〇%的肺癌發生率、一八%的腸癌發生率。酒精在人體中會轉化成乙醛，乙醛不僅是致癌物，同時更是促癌劑。它可融化多種致癌物並帶至血液中，使罹患乳腺癌、口腔癌、食道癌等多種癌症的機率大大增加。因此，為了健康的人生，應避免長期飲酒，更應少飲酒。

多吃粗糧

粗糧中含有鈣、硒、鎂等豐富的維生素與微量元素，可提升新陳代謝能力，並能增強體質。其中，硒是最佳抗癌物，可與體內多種致癌毒素結合，並透過消化道將它們帶出體外。此外，粗糧中富含膳食纖維，可促進腸道蠕動，減少致癌物被人體吸收的可能性，對胃腸癌症、食道癌、淋巴癌等多種癌症皆有預防作用，所以應多吃雜糧與糙米。

多吃新鮮蔬果

新鮮蔬果中含有植物生化素，不僅能有效清除體內毒素，同時還能促進腸胃功能，加快食物殘渣的排出。蔬果的防癌作用與其富含的營養成分密不可分，胡蘿蔔素、維生素C、異硫氰酸鹽等，都是蔬果中最出色的抗氧化劑，這些物質可使DNA免受損傷，促進口腔修復，減少細胞突變。多吃蔬果，可使直腸、胃、肺、食道、口腔等多個部位免受癌症的威脅。

注重食物多樣化

長期偏食、飲食過分單一、習慣性挑食，是導致癌症的一大原因。這種不良的飲食習慣使得體內營養素不全，同時堆積單一食物的特有毒素，無法補充細胞正常分化所需要的營養，進而導致上皮細胞增生。長時間如此，便會誘發癌變。每餐食物中應有三分之二以上的植物性食物，其中應包括新鮮的蔬果、豆類與粗糧。

多吃澱粉類食物

英國劍橋大學研究者證實，食物中豐富的澱粉能補充身體所需的能量與營養，促進身體排毒。未經過細加工的澱粉類植物含有高纖維素，有排毒、促消化等功能。每日食用六百至八百公克的各類穀物、豆類或植物的根莖，可預防直腸癌與結腸癌。

不吃烤焦的食物

英國有報告指出，食物烹調的時間愈長、表面顏色愈焦黑，丙烯醯胺的含量便愈高。丙烯醯胺具有極強毒性，對中樞神經系統有極大的危害，對皮膚、眼睛亦能產生強烈刺激作用，且可致癌。一般來說，加熱後，顏色愈深，丙烯醯胺的產量也愈高，燒焦的食物中含有更多的丙烯醯胺。因此，應避免此類食物。

常喝茶

紅茶、綠茶裡皆含有豐富的維生素、兒茶素、茶多酚，同時還含有包括鋅、硒、鉬在內的多種微量元素。茶多酚可抑制癌細胞的生長與繁殖，同時，茶葉還可對抗亞硝胺的致癌作用，並能殺死有毒細菌，幫助身體解毒。養成飲用茶水的習慣，能有效降低罹患胃癌、肝癌、膀胱癌等多種癌症的機率。

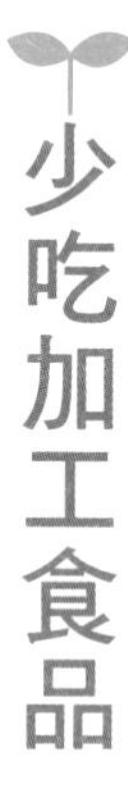

少吃加工食品

人造腐竹、包裝好的泡菜等經過加工的食物，多半會因為防腐、保鮮的目的，添加安息香酸類防腐劑、過氧化氫類殺菌劑、亞硫酸納類漂白劑等多種合法添加物，但是，此類物質會使腸道內的有益菌群失調，使腸胃消化功能失調。經常食用會引發腸胃障礙，增加罹患胃癌與直腸癌的機率。

讓早餐富含葉酸

葉酸是DNA合成時不可或缺的營養素，它可促進細胞正常分裂，避免細胞分化過程中的突變，更能修復異常細胞，減少癌變可能性。每天早上食用如草莓、蘆筍、菠菜等蔬果與穀物食品，可使身體獲得充足的葉酸，對多種因細胞異變而產生的癌症皆有預防作用。

把握以上原則，積極地在生活中實踐，便能有效降低癌症的發生機率。

CHAPTER 3

巧妙烹飪可減少罹癌機率

僅在食物材料上防癌是不夠的，還要在烹飪上多加注意，才能保留食材營養同時遠離癌症。

使用恰當烹飪方法

多一些「蒸煮燉」，少一些「煎炒炸」

做菜時，決定營養素去留的主要因素是溫度。煎、炒、炸的烹飪溫度往往高達攝氏一百八十至三百度，在這樣的高溫下，不僅食材營養素會被破壞，同時食物裡的脂肪、蛋白質等物質也會產生變異，形成多種致癌物質。最令人擔憂的是，高溫情況下的烹飪會產生食物褐變，這種褐變會令蛋白質與脂質同醣類結合，形成糖化反應，並釋放出對人體有害的自由基。

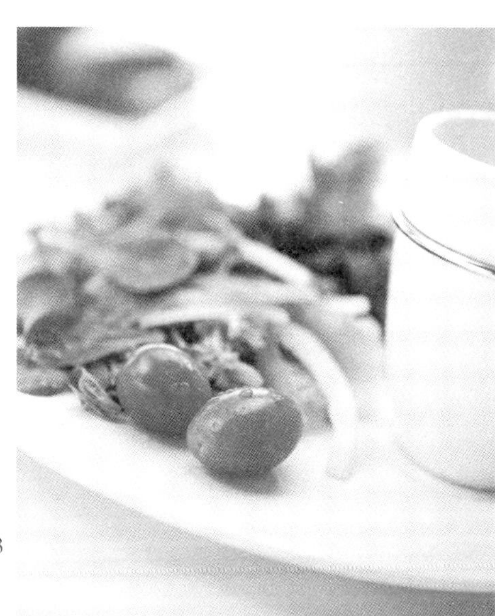

而蒸、煮、燉時的溫度通常都能控制在攝氏一百度以下，不僅能保存食材中的營養成分，同時也能保存食物的鮮美味道。

降低油溫，縮短煎炸時間

油溫愈高，產生的有毒致癌物質便會愈多，在煎炸時，看到油面微微起波、未起煙霧時，便將食材放入鍋中，可降低食物褐變機率，保存更多的營養物質。

利用做菜技巧

裹麵糊後再煎炸

很多人喜歡吃煎炸類的食物，因為口感酥脆，香味也更濃郁。若實在忍不住想吃這類食物，可在原料的外層裹上一層由澱粉、蛋清混合成的麵糊，再下油鍋煎炸。表層的麵糊就如同食材的保護衣一樣，可使原料避免接觸高溫的油，大大降低致癌物發生機率。不過，裹麵糊時，要盡量均勻，厚度以合自己口味為佳。煎炸食物時，時間最好控制在兩分鐘以內。

避免食材燒焦

食材在燒焦以後多會產生強力致癌物質，在烹飪時看菜熟了便要立即盛出，已燒焦的部分要挑出來丟掉。

蔬菜炒時再洗

蔬菜中含有豐富的維生素C，但維生素C易溶於水，且化學性極不穩定，所以應避免長時間浸泡，更不能切碎後再洗，洗好後要馬上烹飪。

旺火、急炒、快盛

旺火、急炒、快盛的烹飪方式，能令食材中的維生素C得到充分的保存。

出鍋前勾芡

做菜時，維生素、礦物質等營養物質會流失在湯汁裡，芡汁就如同一件保護衣，使營養物質更能留在食材中。勾芡應於食材九分熟時，過早會使芡汁發焦，過晚則會令菜失去脆嫩口味。

恰當調味

炒菜時加醋

烹飪過程中，應盡量使食材的維生素C得到保存，因為維生素C可阻斷有致癌作用的亞硝基化合物形成。在酸性環境下，維生素C會變得更穩定，做菜時加醋，可使食物中的維生素C得到保護。此外，維生素C在消化道中會被一種具有主動選擇性的細胞吸收，而這種細胞的最大特點就是喜酸。醋中的酸味可刺激此類細胞，令其大量吸收維生素C。

不添加食用鹼

燒製豆類食物時，添加一些食用鹼，可使食物快速酥軟，但這種方法會使食材中的維生素C被大量破壞，降低食材營養，最好不要使用。

少用味精、雞精類調味料

味精、雞精類調味料本身就是化學合成物質，此類物質中多多少少都帶有一定的毒素，在高溫作用下更會產生強大的致癌作用，因此要盡量少用。巧妙使用以上烹飪方法，不僅能使食物的味道更好，營養得到保存，同時還能達到防癌的作用。

CHAPTER 4

苦、酸、生、淡——抗癌吃法有講究

想進一步加固防癌防線，便要從吃法上再講究一些。多吃帶有「苦」、「酸」、「生」、「淡」這四味的食物，能進一步有效防癌。

「苦」之妙

代表食物：苦瓜、萵筍、蕪菁等。

鮮少有人喜食苦味食物，然而適量地攝取苦味食物，對防癌大有裨益。

間接阻止癌症生成與發展

苦味食物裡含有豐富的維生素B_{12}與較多的胺基酸，這兩種物質對健康細胞沒有絲毫的威脅，卻能有效殺死已變異的癌細胞，並能對細胞裡的細胞色素化酶產生抑制作用，令之發生代謝障礙，進而由癌細胞內部自動死亡。

維持人體平衡

食苦之妙在國醫中早有闡述，古代醫書《本草備要》中有載：「苦者能瀉燥火。」想要健康，便要保持陰陽相對平衡，苦味可消炎退熱，對於調節人體平衡有重要的作用。

不過，有些苦味食物中含有對人體有害的化學物質，如未成熟甜瓜中的苦味，是能引發胃部不適的甜瓜素，可導致嘔吐、腹瀉等疾病，嚴重者甚至會危及生命。苦杏仁裡含有苦杏仁甙，在腸道作用下會產生氫氰酸，氫氰酸屬於劇毒，會引發呼吸中樞麻痺，並有可能導致死亡。另外，苦味食物性寒涼，為清瀉類食物，所以老人與小孩、病人等體質虛弱者不宜食用。本身就患有脾胃虛寒、胃腹疼痛的人也不應食苦，否則會使病情加重。

「酸」之益

代表食物：青蘋果、酸梅、山楂、酸菜、醋等。

令細胞正常生長

酸性食物可促進身體吸收鐵元素，使細胞內血紅蛋白正常成長。酸味可刺激胃部，使胃液分泌增多，促進食物的消化與吸收，增強人體免疫力。

吞噬致癌物

酸味食物中含有豐富的維生素C，對抗擊癌症有積極的作用。酸味蔬果中的乳酸菌不僅能吞噬致癌物質，同時還可分解糖分，在胃腸中形成抑制腐敗菌種繁殖的環境，使毒素減少，對腸道癌症有極大的好處。酸味食物雖然大有好處，不過有三種人不可多吃：

①酸入肝，會使肝氣更旺，本身患有脾胃類疾病的人不可食用。

②酸具有收斂作用，不利病毒外排，經期婦女、咳嗽有痰、腹瀉、血糖較高者不可食用。

③正在服用「解表發汗」類的藥物時，最好也不要吃酸類食物。酸與此類藥物結合，會使毛孔收縮，對病邪外排不利。

「生」之優

食物中可生吃的主要為蔬果類，生吃蔬果的好處有以下幾種：

有效保留營養成分

新鮮的蔬菜、蕈類與水果在烹飪過程中，其無機鹽、維生素與本身所攜帶的抗癌物質都會受到嚴重破壞，唯有在生吃的時候，才能更有效地使這些營養物質與人體黏膜細胞接觸，更好地發揮其作用。

阻止細胞惡變

生食蔬菜不僅可使身體獲得更多的營養，而且還可阻止上皮細胞出現惡變，從而使致癌物質無法與細胞結合，從源頭處降低癌症發生率。

微量元素提升抗癌能力

新鮮蔬果裡含有酚、醌兩種能有效預防癌症的微量元素。醌能大大降低致癌物質的破壞力，同時還能加速將其排出體外；酚能阻止癌細胞的代謝。另外，生蔬果中的干擾素也能降低癌細胞進一步發展的可能性，其中的β-胡蘿蔔素能令癌症發生機率下降三分之一。

在生食蔬果時，應注意清洗乾淨。此外，腸胃不佳、消化能力較弱的人，最好不要食用此類食物，以免刺激胃腸，加重原有症狀。

「淡」之美

吃「淡」便是要少吃鹽分與醃漬類食物。

減少細胞受損機率

國外有專家在實驗過程中發現，食鹽中含有氯化鈉成分，若過度攝取鹽分，會使血液中的鈉離子濃度過高，在這種情況下，鈉離子會對細胞活性產生抑制作用，令細胞免疫功能受損、人體內的干擾素下降，同時抗病能力也會降低。吃「淡」無疑能讓身體在無形中避免此類危險。

減少致癌物質的產生

食鹽與醃漬類食物裡含有大量的硝酸鹽，在胃裡會被細菌進一步轉化，然後與食物中的胺結合，形成具有極強致癌作用的亞硝酸胺，而食用淡味食物則可遠離這樣的擔憂。

減少胃癌疾病的發生

食鹽還會增加胃酸與胃蛋白酶的分泌，而這兩種物質是引發胃腫脹、胃潰瘍、胃出血等多種疾病的關鍵。一旦胃部形成長久損傷，便極易發生胃癌。食用淡味食物，能令胃部少受此類傷害。專家認為，每日攝取鹽分應維持在五至六公克之間，最多不可高於八公克，如此才能避免癌症因「鹽」而生。

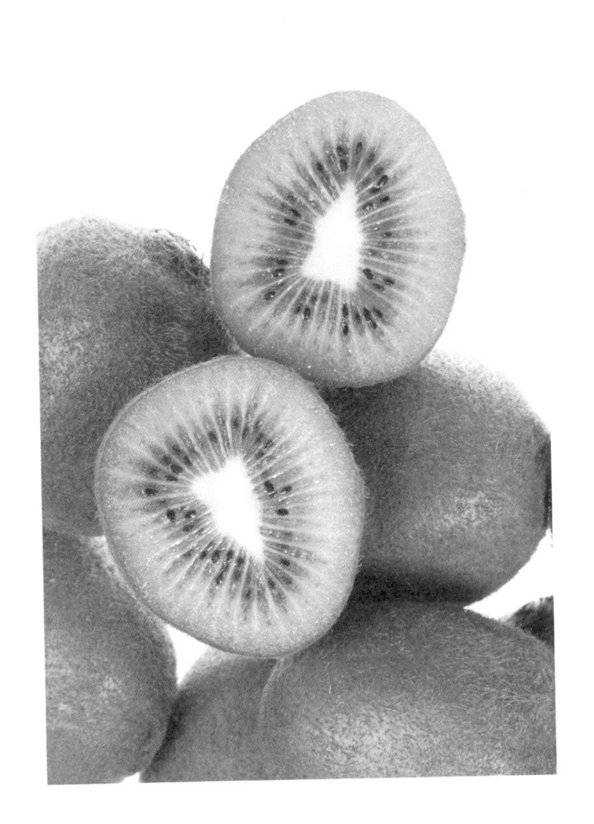

CHAPTER 5

十種食物讓癌症盯上你

有防癌作用的食物，也有致癌的食物，小心以下十種食物，可大大降低癌症侵襲的機率。

高脂肪食品

飲食結構中的脂肪比例高低，往往決定了癌症的發生機率。世界上許多偏好高脂肪膳食的地區，其乳腺癌與結腸癌的罹患率、死亡率皆高於其他地區。

富含脂肪的食物中，膽固醇與飽和脂肪酸也比一般食物多。胃腸為了消化此類食物，往往需要更多的膽汁。一旦膽汁分泌過多，多餘的部分便會被腸道細菌分解，產生具有致癌作用的「二級膽酸」。若這種致癌物質長年在腸道黏膜處發生作用，便很容易誘發包括肝癌、乳腺癌、前列腺癌在內的多種癌症。

鹽醃製品

醃製品在醃漬過程中很容易產生亞硝酸鹽，這種物質會在體內轉變為有致癌能力的亞硝酸胺，因此，如鹹菜這類醃漬食物吃得愈少愈好。

燒烤類

燒烤時食物的維生素成分會遭到破壞，蛋白質與胺基酸也會發生變性，特別是高脂類食物的燒烤。高脂類食物直接在高溫下燒烤、油炸，分解的脂肪在炭火的作用下，會與食物中的蛋白質發生熱聚合反應，產生一種名為「苯并芘」的高致癌物，這種物質附著於食物表面，在進入人體後會不斷堆積，從而誘發胃腸癌症。

此外，燒烤過程中，為了調味，還會添加各種香料，這些香料在高溫下會出現變性，也有可能產生致癌作用。

黴變食品

黴變食物中會產生大量黃麴毒素，帶有極強的毒性，科學檢測得知，它比砒霜還要毒六十八倍；同時，黃麴毒素是目前致癌作用最強的物質，能引發胃腸癌、女性癌等多種癌症。黃麴毒素很容易在大米、花生、玉米、堅果等類食物上孳生，不僅極為耐熱，而且不溶於水，一般水洗與烹飪對它根本毫無作用。

膨化食品

爆米花之類的膨化食品往往含有重金屬，此類食物的加工往往需要加入膨鬆劑。在加工過程中，膨化食品需要透過金屬管道，管道中多含有鉛、錫合金等，在高溫作用下，這些金屬很容易汽化，對食物產生污染。進入人體後此類物質會被吸收，形成有誘癌作用的毒素沉積。

油炸食品

此類食品在經高溫處理後，易產生能致癌的亞硝酸鹽類物質，且油炸食品後往往不易消化，容易使食物在胃腸中堆積，增加體內毒素。此外，油脂在高溫作用下會產生難以消化的丙烯酸，這種物質不易消化，且易引發噁心、消化不良、嘔吐等各種現象，進而破壞胃腸功能，引發消化道損傷。油炸食物通常使用反覆加熱的油烹製，因此裡面多含有氧化物、內酯、醛、酮等多種誘癌物質。

薰製食物

薰蛋、薰豆腐乾之類的食物，需要藉由木屑等多種材料的燜燒產生煙氣來薰製，以提高其防腐能力，這種作法同時也可增加食物的香味。不過，煙薰氣體中含有能致癌的苯并芘，所以應盡量少吃薰製物。

食物添加劑

烹飪時為了調味，很多人會添加味精、香料等食品添加劑，此類添加劑中多存在硝酸鈉和亞硝酸鈉，它們不僅本身就帶有一定的毒素，同時還有誘癌、引發細胞突變的作用，應盡量少吃。

隔夜青菜與酸菜

經過烹飪放隔夜的青菜與酸菜在擱置過程中，會與空氣作用，產生亞硝酸鹽。進入體內後，亞硝酸鹽便會進一步轉化為有致癌作用的物質。

檳榔

檳榔有引發食道癌、咽喉癌、口腔癌的可能性。因為反覆咀嚼檳榔會引發口腔黏膜下纖維化，這種纖維化是口腔癌變的最先徵兆，一旦出現，便隨時有癌變的可能性。

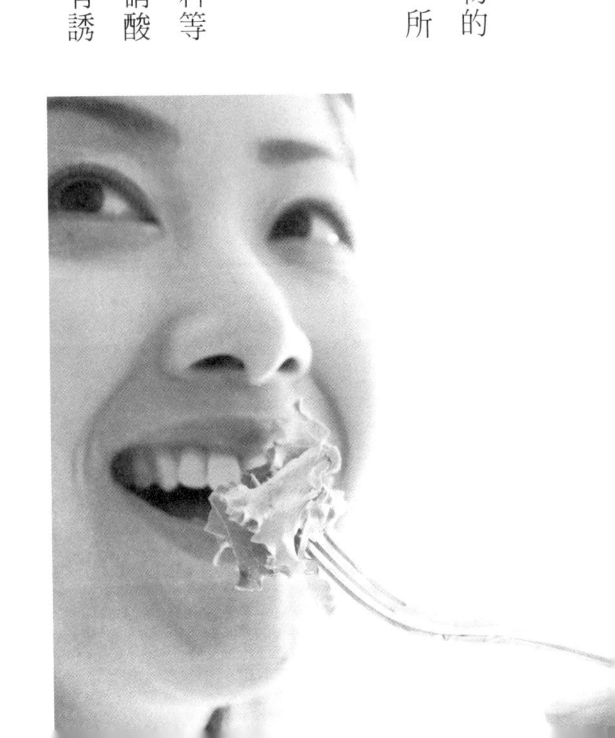

CHAPTER 6

易導致癌症的飲食習慣和食物搭配

易致癌的飲食習慣

若你有以下幾種飲食習慣，那麼便要警惕了。

吃東西過快

吃飯過快，沒有細細咀嚼食物，粗糙的食物便容易對消化道黏膜造成損傷，進而產生慢性炎症。吃飯快，進入身體的食物體積也會比較大，易對包括食道與賁門在內的消化系統產生較強的負面刺激，長久如此，消化道便很容易形成長期損傷，引發癌變。

吃得過飽

國醫有語：「飲食自倍，腸胃乃傷。」一次吃過多食物，會使腸胃受傷。飲食過量，食物將在消化道、胃部中停留過久。長久如此，會引發腸胃功能失調，並令食物在身體內變酸、發酵，形成有毒物質。時間一長，癌症自然會找上門來。

不吃蔬果

飲食平衡是防癌的最便捷途徑，那些不愛吃蔬果的人，罹患結腸癌的機率高出了二九至五〇％。蔬果中含有豐富的纖維素與維生素、微量元素，擁有極佳的抗癌效果。而且，番茄、蘿蔔、大蒜、蘋果、葡萄等蔬果多具有抗癌作用。所以，個人應調節飲食結構，每餐蔬果攝取量都應占總食物的三分之二。

習慣性飲酒過量

適量飲酒可使神經興奮，令人產生愉悅感，同時還能改善血液循環，提升免疫力。但是，過量飲酒則有害無益。

酒中含有大量乙醇，對身體各類細胞都會產生損害。有科學研究顯示，直接飲用烈酒，或每日喝一百五十毫升以上的白酒、習慣性大口喝啤酒，都易致癌。特別要注意的是：空腹飲酒時，酒精會被胃黏膜快速吸收，血液中的酒精濃度將急劇升高，對人體危害極大。因此，飲酒前應吃些碳水化合物或豆類、蔬菜類，前者可分解能量供肝臟排毒，後者則能補充肝臟排毒時所需的酶與維生素。

愛吃燙食

愛吃滾燙的食物、喝熱飲，易使食道原本阻礙細菌的自然屏障——黏膜遭到破壞，同時促使食道細胞在高溫下出現異化。當黏膜細胞為了抵禦高溫而出現增生性的病變以後，便有可能引發食道癌、胃癌等消化系統癌症。

喜歡外食

外食或應酬是常有的事，可是，經常在外吃飯易使飲食無定時，時間長了便會使脾胃功能受到傷害，進入「癌狀態」。此外，外面販售的食物為了追求口感與外表的好看，往往會加入大量的添加劑、調味料，有些還會使用高溫油炸。與自己做飯相比，它們含有更多的致癌物。在外應酬時往往會多飲酒、吃太多，無疑會加重胃腸負擔，使癌症有機可乘。

在不快樂的環境中用餐

不良情緒是使癌細胞活躍的主要因素，若在不愉快的環境中用餐，不僅會使脾胃無法完全消化、吸收食物營養，令脾胃失調、肝氣不舒，同時還會因為憂慮、焦慮等負面情緒的影響，使氣血滯淤，為癌症打開方便之門。因此，用餐時，最好將工作、不愉快的事情都拋到一邊，集中注意力，享受美食帶來的快樂。

不規律飲食

不吃早餐、午飯吃得很晚、愛吃宵夜，這些不規律的飲食習慣，很容易引發肥胖或胃癌。按時吃飯對調節脾胃功能有莫大的幫助，脾胃功能正常，人體氣血補充才會充足、協調，五臟功能才會正常，才能降低癌症發生機率。另一方面，唾液中含有可消解致癌物質的酶，飲食可促進唾液分泌，間接達到減少癌症發生機率的目的。

使癌細胞活力增加的食物搭配

食物中富含人體需要的各類營養物質，有些食物搭配在一起是強強聯手，促進身體更好吸收營養；有些卻會互相抵消，激發癌細胞活力，對人體產生不利影響。注意這些食物搭配禁忌，便能使自己遠離癌症的危險。

十字花科蔬菜與水果搭配可引發甲狀腺癌症

食用蘿蔔、花椰菜等十字花科蔬菜後，體內會產生能引發甲狀腺類疾病的硫氰酸。此時，若吃入大量如蘋果、梨、葡萄等含有植物色素的水果，水果裡的類黃酮物質便會在腸道中被細菌分解，進一步轉變成羥苯甲酸。羥苯甲酸能使硫氰酸的作用加強，使甲狀腺癌症的發生機率增高。所以，水果應放在食用十字花科蔬菜四小時後再食用。

醃製品與乳酸飲料搭配可引發消化道癌症

醃製品中含有硝酸鹽，若在配以乳酸飲料，硝酸鹽便會與乳酸菌發生作用，還原成亞硝酸鹽。唾液中的硫氰酸根能進一步催化亞硝酸鹽，產生可致癌物質，使胃部、腸道與肝臟發生癌症。所以，飲用乳酸飲料一小時內，不可食用含硝酸鹽類食物。

乳製品、豆製品與鹹菜搭配可引發消化道癌症

乳製品、豆類製品中富含蛋白質；鹹菜裡富含亞硝酸鹽，兩者一起烹飪會引發癌症的亞硝胺，進而導致消化道癌症。所以，做飯時，應將乳製品、豆類製品與鹹菜分開製作。

乳酪與白蘿蔔會增加細胞癌變可能

乳酪中含有離胺酸，離胺酸能促進組織成長與細胞自我修復，但白蘿蔔裡卻有抑制離胺酸發揮原有作用的抗體，它會阻礙人體對離胺酸良好吸收，間接使細胞癌變可能性增加。因此，烹飪時應避免將乳酪與白蘿蔔放在一起。

麵條與米飯同食會引發肥胖

麵條與米飯皆富含碳水化合物，同食兩者會直接轉化成脂肪。習慣性同食這兩種主食，會令脂肪在體內堆積，增高肥胖機率，間接增加罹癌可能性。因此，每餐最好只吃一種主食，並配以恰當的蔬菜。

水果與堅果類搭配易造成致癌物質堆積

在食用瓜子、杏仁等堅果類食物時，若再吃富含鞣酸的山楂、葡萄與柿子等水果，便會使堅果中的蛋白質與鞣酸產生化學反應，進而沉澱凝固，出現嘔吐、腹瀉等腹部不適的情況，增加罹癌可能性。因此，大量食用堅果類食物後四小時內，應避免食用含鞣酸類水果。

Special

防癌簡單策略
每日吃五種以上健康蔬菜

蔬菜是每日必須的食物，做到以下幾點可達到良好的防癌作用：

1. 每天食用四百至五百公克蔬菜。
2. 每天吃五種以上的蔬菜，愈是平日不愛吃的，愈應偶爾吃一次。
3. 綠色蔬菜應占總蔬菜量的一半，若每餐有兩樣蔬菜，最好有一樣爲油菜、菠菜類的深綠色蔬菜，另一半則應是淺色的冬瓜、白菜類蔬菜。
4. 每日應更換蔬菜種類，一週內吃得蔬菜種類愈多愈好。
5. 若實在討厭某樣蔬菜，可換成與之功效相近的蔬菜。

當然，食用蔬菜最好養成不偏食、不挑食的習慣，以避免營養素攝取不足。

Part

04

防癌食療策略

不論是胃癌、大腸癌、乳癌、肺癌……
只要從飲食開始，打造好體質，
身體便沒有致癌因子，癌症也就遠離你。

CHAPTER 1

預防胃癌的飲食調理

胃位於人體上腹部，呈「J」字形，是消化食物、提供能量與養分的重要消化器官。胃癌可發生在胃的任何部位，而且其發展形成過程很可能會經過多年。

如今，胃癌是最常見的癌症之一，其數量是所有癌症中最高的。這種癌症在早期並沒有明顯的症狀，也會因為沒有及時發現胃部疾病而導致胃癌的發生。

胃癌早期症狀

上腹部不適感明顯

有七成以上胃癌患者早期會出現上腹部不適，且無明顯誘因，多在患者安靜時出現；在精神活躍、分散或活動時消失，透過飲食調節的效果也不佳。該症狀在胃癌出現以後將會持續整個患病時期。

有明顯的消瘦與乏力症狀

食欲減退是胃癌發病的一大症狀，該症狀會隨病情的發展而日益明顯，短時間內出現的食欲減退往往會引發此症狀，且這種減退不會伴隨出現胃部疼痛。

不斷反酸且胃部有燒灼感

早期胃癌患者會經常感覺胃部不適，並出現經常性的胃食道逆流，這種症狀在服藥之後或許會有一定的緩解。有些患者會在進食後出現腹脹、噯氣等情況，而這些症狀與胃炎相似，所以易在臨床被混淆。

消化道出血

若胃癌患者患病時間較長，消化道出血的症狀便有可能發生。較常見的是嘔血、黑便，就醫後檢查為「大便潛血持續陽性」。

這些症狀在患病初期並不會體現出特異性，但它們的確是癌症的早期典型表現。

素食：預防胃癌的第一步

胃癌專家指出，胃炎、胃潰瘍、胃癌等胃部疾病，主要是食用過多的高脂肪類食物與加工食品。

高脂食物，破壞胃部防禦的第一扇門

高脂食物需要人體提供較多的胃液來消化，但人類的胃酸無法迅速地消化食物，而且因為腸道過長，高脂食物需要在身體中待上一段時間，以至於已被腐化的高脂食物無法被及時排出體外。這些腐化食物在體內發酵，並產生大量的毒素刺激胃部。長期如此，脆弱的胃黏膜便會遭到破壞，毒素也會滲入胃部細胞，刺激細胞發生惡性變異。

加工食物，破壞身體所需營養

所謂的加工食物，是指在加工的過程中，去除食物原有的礦物質、纖維素、維生素等豐富營養，單純為了增加口感或延長食物的保存期限，而添加防腐劑、人造色素、合成香料、調味料、乳化劑等人工化學物品。雖然擁有更長的保存期限，而且可口美味、便於烹調，但其營養價值並不高，有些甚至會使胃部受到損傷。

胃癌發生的主要原因是內部基因突變，黃麴毒素、苯并芘等都是溶於脂性溶酶的嗜脂物質，而高脂食物與加工食物會使大量的脂類物質在體內沉積。這些物質會導致身體吸收更多的致癌物，並最終導致細胞出現基因突變，進而引發癌症。

素食，建立起全面預防胃癌的第一道防線

由於素食的食材中富含膳食纖維，而膳食纖維可全面促進身體消化能力，間接降低膳食中的脂肪與膽固醇含量。素食的功效：

①**促進血液循環**：素食可減少身體對膽固醇的吸收，促進有害物質排出體外，有利於降低血液中的膽固醇與其他有毒物質含量，對減少細胞異變機率有極大的幫助。

②**促進排便**：豐富的膳食纖維可增加身體的排便能力與排便量，減少致癌物在胃部與腸道中的滯留時間，降低身體對致癌物的吸收量，達到防禦胃癌的作用。

③**調節血糖**：素食裡的膳食纖維可緩和糖分的吸收，改善胰島素抗性。在某種程度上可控制肥胖的發生。

蔬果含有大量的維生素類抗氧化成分，可使細胞保持年輕與新鮮的狀態，並加強細胞本身的抗癌能力，同時還能調節細胞的分化，降低胃黏膜變性與壞死的可能性。

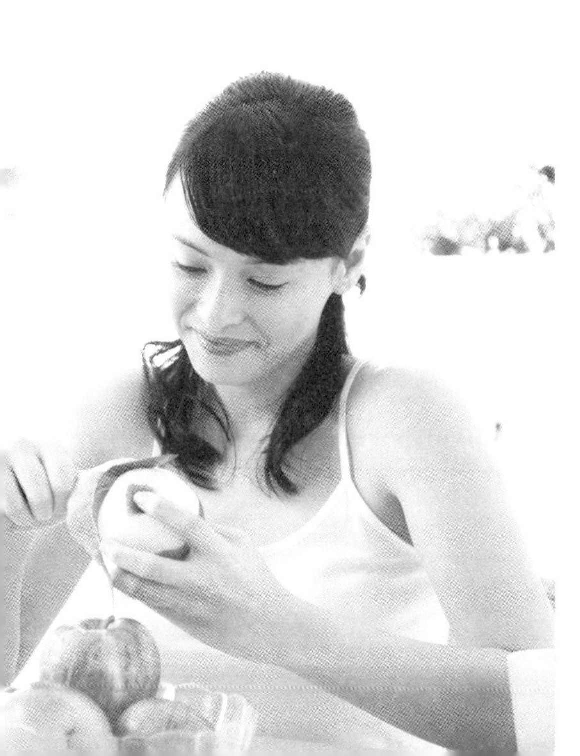

茹素，必掌握三大原則

吃素好處在大力推廣之下或許大家都已明瞭，但吃素者容易忽略的問題，也不能不知，才能當一個健康的素食者。

①蛋白質品質差：大多數的植物類食物中蛋白質皆較少，且其營養價值較低。所以，應多攝取含有較多蛋白質的黃豆等豆類食物。

②維生素供給不全面：素食者多缺乏高脂類食物所特有的維生素B_{12}，此類維生素缺乏易增加心血管疾病的危險。維生素D也多存在於高脂類食物中，缺乏此維生素不僅增加心血管疾病的危險，同時還會影響骨質健康。解決的方法是多吃用脫脂牛奶、乳酪、堅果類添加了維生素D的營養強化食品。

③影響鐵、鈣、鋅等微量元素的吸收：此問題多出現於全素食者。素食中鐵、鈣、鋅等微量元素原本就有限；而植物性食物中的植酸、草酸與膳食纖維，對鈣、鋅、鐵的吸收又會造成阻礙。多樣化飲食是解決這一問題的最好方法。

針對缺陷，補充營養

清楚素食的缺陷之後，要針對其營養成分特點做恰當的補充。

①盡量食用天然油脂：應減少使用如人造奶油等精製油脂，此類油脂中大多有一

定的化學添加劑，不利胃部保養。從天然食物中，如芝麻、豆類、葵花籽中攝取適量油脂則可避免此類危險。烹飪時，更應選擇由天然食物提煉而出的油脂。

②食材盡量多樣化：盡量讓食物多樣化，豆類與豆製品、蔬菜、水果、奶類、蛋類、堅果類、蕈藻類、薯類等都應包括在日常食材範圍之中。

③注重科學搭配：全素食或間隔全素者，應強調食譜科學多樣化。

◆五穀雜糧配著吃；

◆每日蔬菜與水果種類要多樣化；

◆每日攝取一定量的大豆或豆製品、核桃與杏仁類堅果，以滿足蛋白質需求；

◆常食用如木耳、海帶、蘑菇、紫菜等蕈藻類。

同時每餐的食物種類也不可過多。就算是素食，食用的食物過於複雜，也會對胃部與整個消化系統形成負擔。

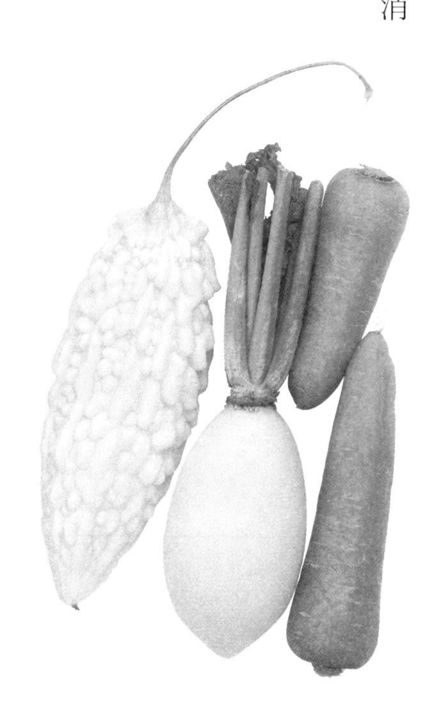

CHAPTER 2

預防大腸癌的飲食調理

大腸癌包括結腸癌與直腸癌兩種，是最常見的惡性腫瘤之一。在消化道類癌症中，大腸癌的好發率僅次於胃癌與食道癌。

大腸癌早期症狀

便血

便血是大腸癌患者的第一個症狀，早期血量較少，便血較鮮豔；隨著病情的發展，便血量會增多，顏色會變暗。

大便習慣改變

患者的大便時間、次數都會發生明顯的改變，且每次皆有排便不淨之感。

腹瀉

部分病人以不明原因的腹瀉為癌變首發症狀，排便次數增多的同時，出現類似痢疾的便樣。

排便明顯疼痛感

一半以上的大腸癌患者在排便時，肛門與腸道部位有明顯疼痛感，且每次痛感程度不一。

腹痛

部分病人發病時會出現腹部隱痛，另一些病人則表現為伴有腹脹的陣發性絞痛。

全身衰弱

因腹部不適與不斷便血，導致患者長期乏力，並呈現出明顯的貧血、發熱、消瘦等症狀。

引發大腸癌症的主要原因——三高一低

「三高一低」指的是高脂肪、高蛋白、高熱量、低纖維素的飲食。這類食物含有大量的飽和脂肪酸，很容易引發大腸菌群組的功能紊亂，大腸無法排除體內垃圾，使致癌物在腸道中滯留。概括來說，「三高一低」的飲食主要有以下四點危害：

(1) 刺激膽汁分泌

高脂飲食，特別是富含飽和脂肪酸的飲食，會刺激增加膽汁的分泌，增加大腸中的中性固醇與膽汁濃度，使大腸菌群的組成發生改變，厭氧菌快速增加，好氧菌則快速減少。在細菌的作用下，膽汁酸會生成致癌物，一旦刺激過強，便會引發大腸癌。

(2) 對腸道黏膜造成破壞

如同垃圾在垃圾桶中存放過久，垃圾桶便會被垃圾腐蝕、一起腐爛一樣，大便就是人體的「垃圾」，而腸道就是人體的垃圾桶。若是無法每日及時清除，使垃圾在腸道中累積過長時間的話，糞便裡的有害物質便很容易對腸道黏膜形成傷害，進而誘發癌變。

（3）增加大腸中強力致癌物

經常食用「三高一低」的食物，大腸中的厭氧菌會增多，膽酸在厭氧菌作用下會分解成致癌物「不飽和多環烴」。

（4）增進致癌物的吸收

食物中缺乏纖維素，會導致糞便形成較少，腸道蠕動速度變慢，使糞便在腸道裡停留時間增長。滯留時，大腸黏膜會不斷地接觸吸收糞便中的致癌物與毒素，而且這些有害物質還會刺激腸壁，促進腸壁對它們的吸收，使大腸癌發生機率倍增。

隨著生活水準的提高與西式飲食的不斷深入，「三高一低」的飲食日益被人們所接受，大腸癌患病率也隨之水漲船高。

預防大腸癌，從清淡飲食入手

想預防大腸癌，要從飲食入手，控制熱量，並減少食物中的脂肪含量。平日的飲食應以清淡為主，適當地補充人體所需的各種營養物質，使身體維持在健康狀態。

減少高脂食物，增加纖維素

促進大腸蠕動、排毒能力的關鍵在於，減少脂肪的攝取，增加纖維素的攝取量。香蕉、蘋果、大蒜、韭菜、紅薯、玉米、豆角、木耳等，都是富含纖維素的食物。

其中，紅薯、蘋果與玉米對大腸癌的預防可發揮更大作用。

紅薯

紅薯中的澱粉成分在參與消化的過程中，可產生一種能遏制癌症發展、對腸道消毒的脂肪酸。紅薯中豐富的纖維素能令腸道中的好氧菌群變得更加活躍，大大減少致癌物產生的機會，更能吸附腸道中已產生的致癌物，促進腸道蠕動，同時使糞便與毒素更快地排出體外，對預防大腸癌效果極佳。

食物	纖維素含量	代表食物（含量由高到低）
薯類	三至七·八%	馬鈴薯、白薯、紅薯
堅果類	三至一四%	葵瓜子、核桃、白芝麻、榛子、胡桃、黑芝麻、松子、杏仁
穀類	四至一〇%	小麥、大麥、玉米、蕎麥、薏仁、高粱、黑米
麥片	五至九%	純麥片、燕麥片
豆類	六至一五%	黃豆、青豆、蠶豆、豌豆、黑豆、紅豆、綠豆
蕈藻類	二〇至五〇%	紫菜、髮菜、香菇、銀耳、木耳、松茸
水果類	二〇至五〇%	櫻桃、桑椹乾、酸棗、黑棗、紅棗、石榴、蘋果、鴨梨、紅果乾
蔬菜類	三〇至四〇%	白菜、蕨菜、花椰菜、菠菜、南瓜、油菜、筍乾、辣椒

蘋果

蘋果同時擁有通便與止瀉兩種作用。蘋果中富含果膠、纖維素與鞣酸，可吸附、收斂腸道細菌與致癌物。由於蘋果中的纖維素不易消化，能令大便疏鬆，因而更能預防大腸癌。

玉米

玉米中纖維素含量極高，大量的纖維素可對胃腸蠕動產生良性刺激，使食物殘渣在腸道內的停留時間大大減少。同時，玉米中含有的谷胱甘肽、葉黃素等多種抗癌因素，可使致癌物質失去活性，並透過消化道排出體外，大大降低大腸癌發生機率。

需要注意的是，上述清單中的食物，加工得愈精細，纖維素的含量便會變得愈少。

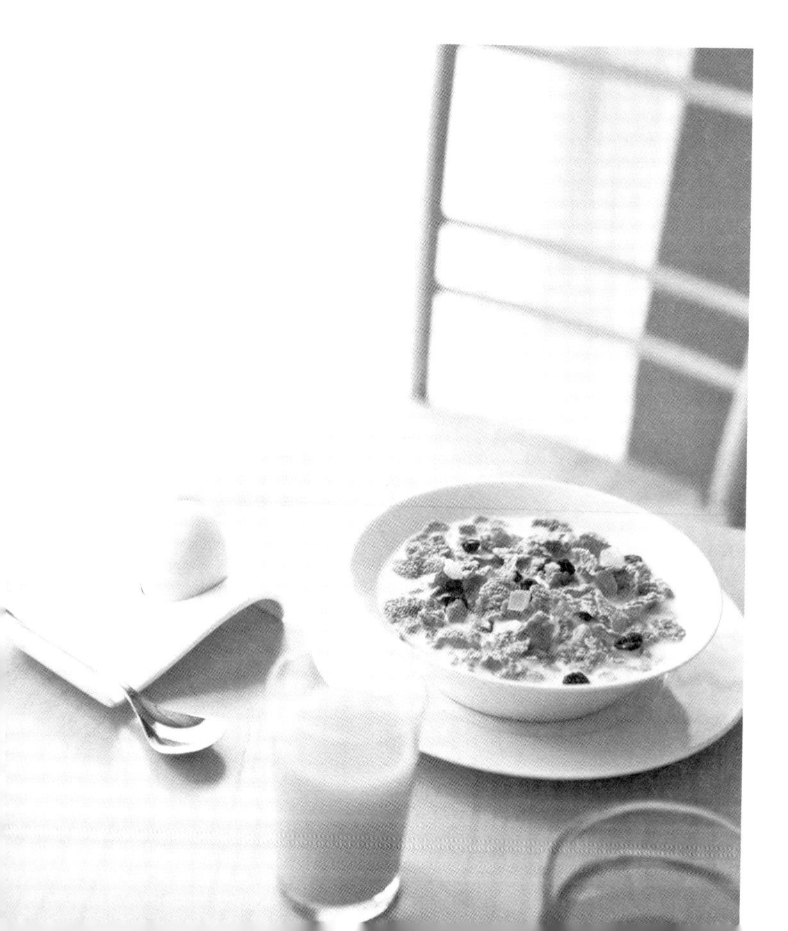

罹患大腸癌需調理排便習慣

大腸癌早期往往伴隨出現排便習慣的改變，便祕、腹瀉，或兩者交替出現。因此，在罹患大腸癌後，首要應調理排便習慣。

富含維生素類食物為首選

排便習慣的改變往往造成身體維生素的極度缺乏，大腸癌患者應多食用如香蕉、紅薯、新鮮青菜、馬鈴薯等富含維生素的食物。由於韭菜、筍類食物的纖維比較粗糙，不利腸道的養護與恢復，要盡量少食用。

保持飲食多樣化

早期大腸癌患者每日應食用三至五種不同食材，每餐最多選擇三種食材，否則，會因食材樣式過多而導致身體無法吸收營養。大豆製品與綠色、橙色、黃色的蔬菜及各類的新鮮水果為首選。煙薰、油炸與醃漬品對腸道刺激較大，不宜食用。

多飲水或湯液

多飲水或每餐食用一定的粥、湯，可補充腹瀉引發的水分流失，有利於腸道功能的恢復，對於防止大腸癌的進一步擴散有積極的幫助。

不食用可導致便祕的食物

病人應遠離易引發便祕的食物，有些人食用蘋果或牛奶、濃茶會發生便祕，在患大腸癌以後，便不應攝取此類食物。

從飲食方面調理排便習慣，只是防止大腸癌進一步擴散的一部分方法，對於患者來說，充足而全面的營養是抗擊癌症的最好防禦網。此外，每日攝取五至十公克的蜂蜜，可達到通暢大便的作用，這對於腸腔通道過於狹窄的患者更加有效。

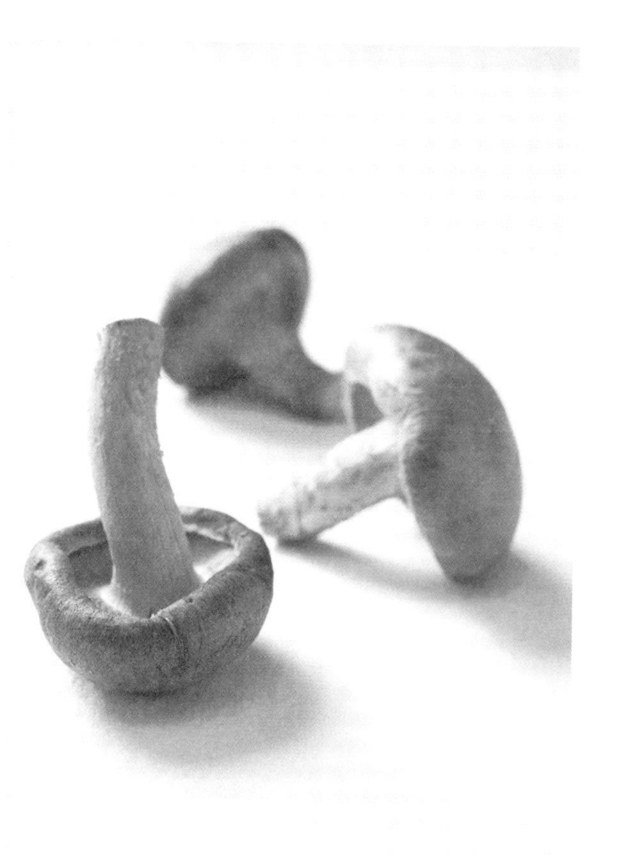

CHAPTER 3 預防肺癌的飲食調理

肺癌是發作於支氣管黏膜或肺泡上的癌症，近年來，肺癌的罹患率與死亡率皆出現了驚人增長。在肺癌患者中，男性多於女性，且好發於四十至六十歲。臨床醫學認為，抽菸、工業廢氣與大氣污染是肺癌的主要致病因素。

肺癌早期症狀

咳嗽

持續三週以上出現偶發性的少痰、無痰乾咳，在勞累後更易出現，且出現時間不固定。

明顯的疼痛感

胸部、背部、肩膀部位持續出現疼痛，通常在深呼吸時，疼痛會進一步加重。

不明原因的發燒

時常出現不明原因的發燒，體溫多在攝氏三十八度左右，治療後仍會反覆出現。

咳血或有血痰

持續在痰中發現血絲或小血塊，血塊呈現鮮紅或暗紅色。

關節腫痛

疼痛主要出現於大關節處，多為踝關節，腕關節為次，局部會出現腫脹。

精力衰退

因為病情的加重，患者的精力會大不如前，疲勞感愈來愈重，並伴隨出現食欲變差、體重減輕等多種症狀。

大多數的早期肺癌患者並沒有突出的明顯症狀，雖然有部分患者會出現輕微的早期症狀，但往往因未重視或遭誤診而使病情延誤。因此，經常接觸工業廢氣、大氣污染嚴重、有長期抽菸習慣者，皆應每半年做一次專業檢查。

預防肺癌，多吃六類食物

有研究顯示，肺癌與飲食有密切關係，以下六種食物抗肺癌的功效極強，肺癌高風險族群應經常食用。

牛奶、優酪乳

牛奶中富含維生素D與鈣質，可透過血液循環與肺部致癌物質相結合，降低其對身體的損害；優酪乳可抑制肺癌的癌細胞生長。

蕈類食物

香菇等蕈類食物中含有多糖物質與干擾素誘導劑，兩者皆可對癌細胞的生長產生抑制作用。

大蒜

大蒜中富含脂溶性揮發性油，可透過身體作用啟動肺部細胞中的巨噬細胞，全面提升肺部抗癌能力。同時，大蒜中的硫化合物對於癌細胞也有殺滅作用。

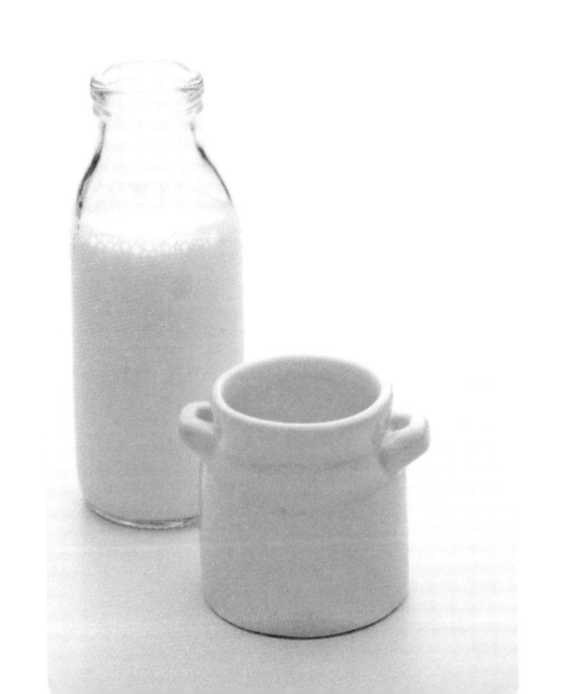

堅果類

杏仁能充分啟動身體的免疫能力，抑制細胞癌變；烏梅與棗類對癌細胞的生長也有積極的抑制作用。

蜂蜜和蜂王乳

蜂蜜不僅可提高身體的組織修復能力與造血功能，同時還可促進新陳代謝，增強身體的抵抗力。蜂王乳中含有極為特殊的蜂乳酸，對於肺癌類惡性腫瘤的預防也有積極的作用。

豆類

食用黃豆製成的豆腐、豆漿，可使身體獲得植物雌激素。豆類中的異黃酮與木質素已被證實擁有明顯的抗氧化作用，可抑制肺癌細胞的生長，進一步減少癌細胞的分裂。

在飲食中多添加以上六類食物，可大大降低罹患肺癌的機率。

罹患肺癌，遠離三類食物

有些食物對於肺癌的發展有推進作用，飲食中應避免。

高碘食物

肺癌患者若食用含有高碘的海帶、加碘食物或加碘鹽的話，會促進癌化部位破潰。碘多存在於海水中，它能促進軟組織的溶解，對於肺癌患者有極大的傷害。

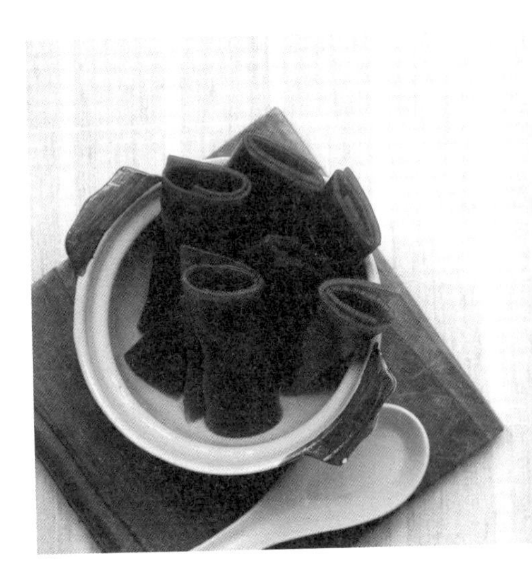

酒類

喝酒可加快血液循環，刺激癌細胞生長，喝藥酒更容易對癌細胞產生積極的刺激作用。同時，酒精會促進有毒物質的進一步吸收，是一種促癌劑。

辛辣刺激食物

辣椒、生蔥、生蒜、生薑等辛辣刺激類食物，擁有與酒類相同的功效，可刺激癌細胞生長，因此不可食用。

肺癌患者飲食調理

百合銀耳粥

材料

鮮百合四十公克（乾百合減半）、蕎麥片四十五公克、銀耳二十公克、蜂蜜五公克

步驟

1 先將銀耳加水浸泡四小時，待銀耳泡開後，洗淨。
2 將百合洗淨與銀耳一起放入砂鍋中，加水適量，以大火煮。
3 待水沸後加入蕎麥片，改以小火煮半小時，使湯汁變得黏稠後，加入蜂蜜攪拌均勻即可食用。

功效

百合有溫肺止咳、益氣補中之功，對長久咳嗽而造成的陰虛內熱、驚悸失眠等症有明顯安神、養心之效果。銀耳性平味甘，具有潤肺、補氣、和血、生津之功效，國醫中多用於肺熱咳嗽、肺燥乾咳，對於肺癌患者是一種極佳的補品。配以蕎麥片煮粥，再加上蜂蜜調味，對於因患肺癌而導致的久咳、心慌、氣短與不安有極佳效果。

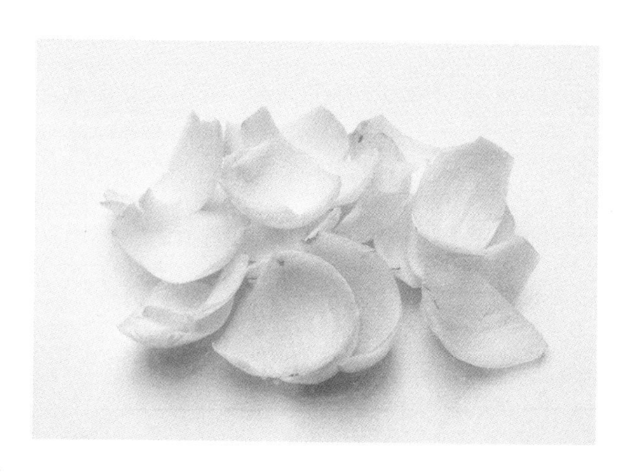

甘草雪梨煲小米

材料

甘草十公克、雪梨二顆、小米十五公克

步驟

1. 小米以水浸泡三十分鐘，將甘草、雪梨洗淨，雪梨帶皮切成一公分左右的小塊。
2. 使用砂鍋燒水，待水開後，將小米下鍋。
3. 大火燒開後，把表面的浮沫撇淨，加入甘草、雪梨，以小火煮十五分鐘即可食用。

功效

甘草味甘，具有潤肺、解毒、調和諸藥之功效，主治咳嗽、氣悶。雪梨味甘、性涼，具有生津、潤肺、止燥、清熱與化痰之功效。兩者配小米煮粥，可潤肺除痰，適用於因肺癌而咳嗽不止、氣喘胸悶者。

香菇炒青花椰菜

材料

青花椰菜四百公克、乾香菇六十公克、植物油四十公克、鹽五公克

步驟

1. 將香菇以水浸泡一小時，洗淨後，去蒂，切成一公分寬的長條。
2. 將青花椰菜洗淨，並將花蕾劃成直徑約三公分的小朵。
3. 以大火溫鍋，放油，燒至油面有波動後。加入香菇，翻炒一分鐘後，加入青花椰菜與鹽，並添入少許清水。
4. 將鍋蓋蓋好，調至中火燜五分鐘，期間每一分鐘要翻炒一次。
5. 盛盤。

功效

此菜對因肺癌引發的食欲不振有良好效果。香菇與青花椰菜皆為具有抗癌效果的食物，長期食用不僅可調節病人口味、增進食欲，更可輔助防止癌細胞蔓延與擴散。

五彩菜

材料

山藥一百五十公克、芹菜一百五十公克、乾黑木耳五十公克、胡蘿蔔一百公克、鹽五公克

步驟

1. 黑木耳浸泡三小時，芹菜摘葉留莖並洗淨；將木耳與芹菜切成粗絲後，以開水汆燙五秒鐘。
2. 將山藥與胡蘿蔔去皮洗淨，斜切成薄片，分別快速焯水三十秒。
3. 以大火把鍋燒熱，放油，燒至油面起波後，先放入木耳，每隔三十秒便依次加入山藥、胡蘿蔔、芹菜。
4. 待食材全部倒入後，翻炒三分鐘，加入鹽，盛盤即可食用。

功效

山藥具有皂苷與黏液質，因此有潤滑、滋潤之功效，可益肺氣、養肺陰，不僅能夠增強普通人的肺部抵禦病菌能力，使癌症發生機率降低，同時對因肺癌所引發的久咳也有輔助治療作用。芹菜屬高纖維食物，有抗癌、防癌之功，而芹菜的葉與莖部都有揮發性物質，別具芳香，可使病人食欲明顯增強。木耳中擁有抗癌細胞的活性物質，經常食用能增強身體免疫力。四者配伍，可益肺止咳、增強免疫力，對預防肺癌有積極功效。

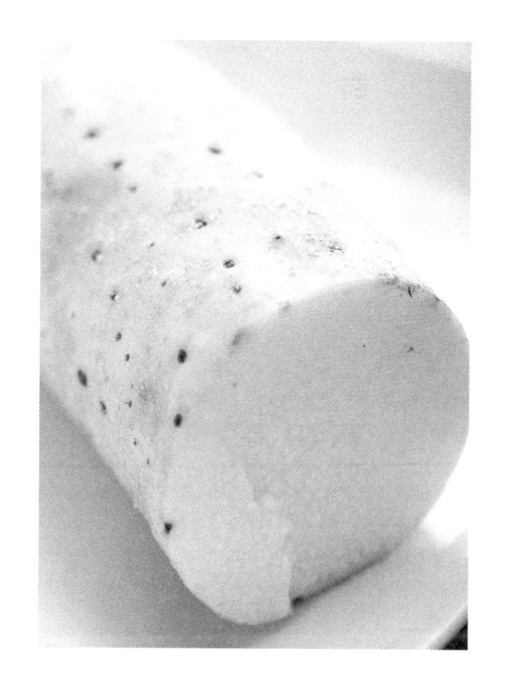

CHAPTER 4

預防膀胱癌的飲食調理

由於膀胱與尿道是人體主要排泄管道，最易受到有毒物質污染，所以，膀胱癌是泌尿系統裡最常發生的癌症。

膀胱癌早期症狀

血尿

約有七五％以上的膀胱癌患者，早期會出現無痛性血尿，個別患者血尿可不治而癒，之後會反覆間歇性地出現。

頻尿、尿急

若癌症發病於膀胱三角區，便會出現以頻尿、尿急為代表症狀的膀胱刺激症，並會伴隨出現發抖、寒顫。當出現明顯的尿痛時，癌細胞已開始蔓延。

明顯疼痛

若癌細胞擴散迅速，患者會在早期有明顯痛感，且在排尿或憋尿時明顯加劇。

膀胱癌疼痛原因

每一種癌症都會有不同程度的癌痛症狀出現，但因為膀胱本身就較為敏感，加上癌症發病於兩個輸尿管口、尿道內口與膀胱側壁四大敏感區，因此膀胱癌的癌痛往往會在中期一直持續下去。

引發膀胱癌疼痛的主要原因有以下幾點：

癌症引發

由於癌細胞迅速擴大，導致腫瘤迅速增大，膀胱包膜張力被迫增加而引發明顯的疼痛，此類疼痛在晚期往往頻繁發生。

癌症轉移

當癌細胞不斷繁殖並持續擴散時，會使膀胱相關組織或器官受到連累，膀胱附近的淋巴結、腹膜甚至是胃部，都會出現陣發性的疼痛。

治療引發

在膀胱癌發病後，會需要手術、化療或介入性治療等一系列物理療法，這些療法皆會引發不同程度的疼痛。

心理因素

若患者壓力過大，對癌症過於恐慌不安，看法過於負面的話，身體便會因為情緒上的壓力而導致過激反應，加重癌痛。

膀胱癌癌痛多以小腹疼痛為主，有時候全腹部、腰部也會因為癌細胞的壓迫與刺激而出現嚴重痛感。

正確食療減輕膀胱癌痛感

在罹癌以後，除了利用物理療法治療癌症外，輔以食療減輕癌症帶來的痛苦，對於延續癌症患者的生命無疑有積極的意義。

膀胱癌患者飲食調理

薄荷清火湯

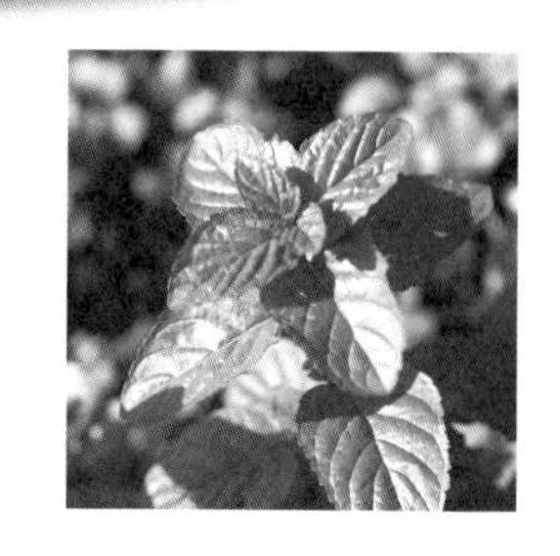

材料

薄荷十公克、紅糖四十公克、清水二百毫升

步驟

1. 將薄荷洗淨，與紅糖、清水一起放入鍋中。
2. 以小火煮湯，熬至水沸騰後，倒入杯中飲用。早晚各飲一次。

功效

薄荷在現代醫學中被廣泛應用於消炎、止痛類藥品中，具有特殊香味，有清熱解毒、疏肝解鬱的作用。每日飲用，可使患者在香氣繚繞的水飲中緩解壓力，更能促進排出腹部積水，緩解因積水而發的膀胱癌痛。

大黃紅棗茶

材料

生大黃五公克、去核紅棗五十公克、冷開水四百毫升

步驟

1. 將大黃與紅棗洗淨後曬乾，切成薄片。
2. 將紅棗放入沙鍋中，倒入冷開水浸泡十五分鐘。
3. 將砂鍋放火上，以大火煮沸後，再以小火煨煮四十分鐘，並在最後五分鐘，放入大黃片。
4. 將砂鍋端離火面，靜置十分鐘。早晚各服一次，飲用湯水，細嚼大黃片與紅棗。

功效

大黃有調氣血、通肺腑的作用，能加速體內新陳代謝與毒素的及時排泄，可調節因膀胱癌引發的淋巴系統疼痛。紅棗則有補氣血、健脾胃的功效。兩者配伍，不僅能達到排毒素、緩疼痛的作用，更能提升膀胱癌患者的食欲，間接增強抗痛能力。

CHAPTER 5

預防乳腺癌的飲食調理

乳腺癌是女性排名第一的常見惡性腫瘤，其發病期從十八至七十歲不等，生育期、更年期是此病好發階段。乳腺癌多因長期飲食結構不佳、生活習慣不良、人體整體機能降低等原因所引發。在已知的幾種誘發乳腺癌的主要原因中，飲食不當是乳腺癌肆虐的最大原因。

乳腺癌早期症狀

乳腺癌早期症狀多因乳腺增生後、長期不接受正規治療而出現，若出現乳腺癌早期症狀後依然對乳房健康不加重視，不僅乳房不保，且癌細胞還會擴散至全身，引發更嚴重的癌症。

早期乳腺癌的症狀主要為以下幾點：

乳房腫塊

乳房中出現無痛、質感較厚、邊緣不規則、表面不光滑的腫塊，是乳腺癌最常見的早期症狀。此類腫塊常被患者誤認為是生理期前的乳房變化或炎症引發，因此常被忽視。

乳頭有液體溢出

乳頭處無故溢出水樣、漿液性、血性的液體，特別是有稀薄血樣液體溢出時，多半為乳腺癌早期典型症狀。

明顯的皮膚變化

因乳腺癌對皮膚與腺體之間的韌帶造成了破壞，患者會出現明顯的皮膚凹陷。若乳腺癌發展至晚期，對淋巴管形成堵塞，便會在皮膚出現水腫，同時毛囊部位有明顯凹陷，皮膚出現如桔皮樣的變化。

淋巴結腫大

隱藏性的乳腺癌多以腋窩處的淋巴結腫塊為最典型症狀。此類患者無乳房腫塊，這是由於乳腺癌轉移到了腋窩、鎖骨處的淋巴結而導致，屬於個例性的早期典型症狀。

只要及時發現症狀並接受積極治療，高達九〇%以上的乳腺癌患者都可生存下來。

預防乳腺癌，謹記六原則

補充脂肪與鈣質

女性的乳房形狀多由身體的脂肪含量所決定，良好的營養狀況對乳房的發育與型態的維護有極大的幫助。每日食用富含脂肪與鈣質的食物，便能大大降低更年期前出現乳腺癌的機率。

多吃蔬果

新鮮的蔬果，特別是深綠的蔬菜裡富含維生素、膳食纖維與各類微量元素，有抗氧化的作用，可幫助抵禦包括乳腺癌在內的多種疾病。

堅果當作零食

不加佐料炒製的瓜子、杏仁等堅果，含有豐富的抗氧化劑，有積極的抗癌作用。而且，堅果可使人體積極地吸收維生素E，而維生素E又是可使乳房組織更富彈性的關鍵性因素。

飲食有節

科學研究證實，每日飲酒的女性，罹患乳腺癌的機率比普通人高一〇．六%；抽菸也會對身體細胞產生負面刺激，增加女性乳腺癌發病機率。因此，女性應立即戒菸、戒酒。

粗糧中含有豐富的纖維素，可促進腸道蠕動，增加身體排毒能力。粗細糧合理搭配飲食，能延遲飯後葡萄糖的吸收，降低乳腺癌變機率。

營養過剩與過度肥胖，對於乳腺癌的預防皆有不利影響，因此，女性應在維持身體正常營養需求的前提下，恪守飲食不過量的原則，切記不可暴飲暴食，過度攝取熱量、糖分與脂肪。

乳腺癌患者的飲食調理

預防乳腺癌，對女性健康無疑有積極的意義。在飲食計畫中加入以下食譜，不僅能促進自我健康，還能提升抗擊乳腺癌的能力。

每日五公克亞麻籽

美國一項由多達三千名女性參與的調查研究發現，經常食用含有木聚糖食物的女性，罹患乳腺癌的機率要低於普通人三三%。亞麻籽具有極強的堅果味，且含有木聚糖與OMEGA-3脂肪酸，兩種物質都有預防乳腺癌的作用。可將五公克亞麻籽油添加在正餐中；或把亞麻籽油當成沙拉或煮菜的調味料，也可將亞麻籽油加入每日飲用的飲料中。

每日至少一份低脂或脫脂乳製品

健康研究人員發現，五百公克牛奶，便可為身體提供六百毫克的鈣質與十五至十七公克的優質蛋白，女性每日食用一份或以上的低脂乳製品，可降低更年期前罹患乳腺癌三分之一的機率。每日食用脫脂牛奶或脫脂優酪乳兩份，是極佳的選擇。

每日至少二十七公克高纖維食物

肥胖的女性罹患乳腺癌的機率，比普通女性更高。每日將一定量的高纖維食物放入食譜中，意味著體重減輕，降低乳腺癌發生機率。每日食用超過二十七公克高纖維食物的女性，體內的雌性激素要比其他患者更低，而雌性激素的降低對預防乳腺癌無疑有積極的作用。早上食用全麥穀物，中午以蔬果當午餐，晚上以全麥麵條或全麥麵包做晚餐，是攝取高纖維食物不錯的選擇。

每日食用五份以上的蔬果

美國俄勒岡大學癌症研究所發現，每日食用五份以上蔬果的女性罹患乳腺癌的危險，要比蔬果食用量少的女性降低一半。

食用蔬果可透過多種方式，如在早餐麥片裡放上幾塊蘋果，或在喝下午茶時吃一些杏乾；以高麗菜和高麗菜芽炒菜，在食譜裡加入胡蘿蔔、南瓜和番茄；使用檸檬、桔子、柚子等柑橘類水果打果汁，都是不錯的選擇。

每週飲用三杯以上綠茶

美國南加州大學研究發現，每週飲用三杯以上綠茶，可使女性患乳腺癌的機率降低四〇%。雖然有些女性並不喜歡綠茶，但每週飲用二至三杯的綠茶，就可滯緩癌細胞的生長速度。

每週吃一、兩次海產品

碘可促進卵巢的正常生長，令內分泌失調獲得及時的調整，同時更能平衡女性體內激素，而激素的平衡，又可降低乳腺增生的機率，減少乳腺增生轉為乳腺癌的機率。海產品中富含碘元素，一週食用一、兩次海產品，可大大降低女性罹患乳腺增生的機率。

CHAPTER 6

預防子宮頸癌的飲食調理

子宮頸癌是女性最常見的癌症之一，在女性生殖器癌症中占據首位，好發於四十至四十九歲。發病原因多與早婚、早育、多產、宮頸糜爛、病毒等各類子宮頸慢性疾病有關。在子宮頸出現問題時若未能及時、徹底地治療，都有可能導致子宮頸癌的發生。

子宮頸癌早期症狀

子宮頸癌初期多無症狀，與慢性子宮頸炎症並無明顯區別，專業檢查時，甚至會出現子宮頸光滑的現象。不過，在初期向中期發展的過程中，子宮頸癌會出現以下症狀：

伴隨子宮頸糜爛

超過七〇%的子宮頸癌患者會出現子宮頸糜爛，重度子宮頸糜爛是子宮頸癌發病的主要原因。年輕女性子宮頸糜爛過久，或更年期後依然有子宮頸糜爛，都應警惕子宮頸癌。

明顯痛感

患者下腹部或腰骶部會出現經常性的痛感，有時疼痛會出現於上腹、髖關節、大腿部，月經期、性生活、排便時症狀加重。

接觸性出血

約有七〇至八〇％的患者會在性交、用力大便或接受婦科檢查時，出現陰道分泌物裡有鮮血。若每次性交後皆有鮮血出現更應重視。

陰道分泌物增多

約七五至八五％的患者，會出現不同程度的陰道分泌物增多，大多為氣味與顏色出現變化的白帶突然增多，且具有黏性，不時帶血絲。

不規則出血

多出現於已停經的老年婦女，症狀為無任何原因的「月經恢復」，出血量不多，而且無疼痛感，這種陰道的不規則出血，多半為子宮頸癌早期症狀。

預防子宮頸癌的食物

子宮頸癌的確與飲食有關係，不當的飲食結構會使原本就存在的各類子宮頸隱患爆發，導致癌變的發生。多吃以下幾類食物，對於預防子宮頸癌有積極的意義。

富含植物性雌激素的食物

植物性雌激素對子宮頸癌與子宮頸處鱗狀表皮細胞癌的生長，有積極的抑制作用，並能阻礙癌細胞進一步分裂，對阻止癌細胞轉移或侵犯有積極作用。

植物雌激素可分為兩類：異黃酮類和木聚糖等多元酚類。大豆與豆製品中含有極豐富的異黃酮，穀類、黑米、小麥、扁豆、洋蔥中含有豐富的木聚糖。

富含β-胡蘿蔔素的食物

β-胡蘿蔔素能保護免疫系統不受自由基攻擊，使身體免疫力大大增強。

代表食物：南瓜、油菜、菠菜、莧菜。

富含維生素C的食物

美國癌症研究中心證實，攝取足量維生素C可抑制人類乳突病毒，降低子宮頸癌的發生機率。

代表食物：奇異果、馬鈴薯、白蘿蔔、蘋果、草莓。

富含鋅和硒的食物

研究證實，人體中缺乏鋅和硒時，免疫力水準會大大降低，而且，子宮頸癌的發病與鋅和硒有密切關係。這些微量元素的不足，會明顯增高子宮頸癌的機率。

代表食物：玉米、菠菜、豆類、堅果、啤酒酵母、小麥胚芽、甜菜根、蘑菇及芝麻。

富含茄紅素的食物

美國研究人員證實，女性血液中的茄紅素含量高者，罹患子宮頸癌的機率比一般女性低五倍以上。

代表食物：番茄、西瓜、木瓜、南瓜、芭樂、胡蘿蔔。

薏仁蓮棗粥

材料

薏仁四十公克、蓮子三十公克、紅棗三十公克

步驟

1. 將薏仁洗淨後烘乾，並研磨成粉。
2. 將蓮子洗淨，放入砂鍋裡，加水適量，使用大火煮沸後，再使用小火煮一小時。
3. 將紅棗去核，與薏仁粉一起倒入鍋中，攪拌均勻，繼續小火煮。
4. 十分鐘後，將粥盛出食用。

功效

薏仁被稱為「米中第一」，不僅含有豐富的蛋白質、粗纖維、維生素、脂肪酸等營養成分，而且有去濕除風的作用。蓮子有極佳的滋補作用，經常服食，能輔助身體積極地吸收各類物質。兩者與有補血作用的紅棗配合，對因子宮頸癌造成的體虛、氣血不足有積極的幫助。

芝麻蔬菜沙拉

材料

美生菜一百公克、番茄二個、黃瓜一根、蘋果一個、香蕉一根、白芝麻五公克、蜂蜜十公克、沙拉醬十公克

步驟

1. 將所有蔬菜洗淨。
2. 將美生菜以手撕成方便入口的小片狀，鬆散地放於碗底；番茄切成小塊，放在美生菜葉上。
3. 將蘋果切成小塊；黃瓜切成薄片，放入碗中；香蕉去皮切成薄片後，放入碗中。
4. 倒入沙拉醬與蜂蜜，並撒入白芝麻，攪拌均勻，即可食用。

功效

芝麻蔬菜沙拉中所選擇的食材，對癌症皆有輔助治療效果，特別是美生菜、番茄、蘋果、白芝麻與蜂蜜，對子宮頸癌更有積極的預防作用。在胃口不佳時，不僅能開胃，蔬果鮮豔的顏色、多彩的搭配，也有愉悅心情的作用。它不僅適用於子宮頸癌患者，更因為其食材對子宮頸部位有保養作用，也可在日常用於對子宮頸癌的預防。

CHAPTER 7 預防肝癌的飲食調理

肝癌是目前國內好發的癌症，該病多發於B肝病毒帶原者，肝硬化患者若不注意保養，也極易轉成肝癌。除了此類原發性的肝癌外，酒精、有機氯農藥、亞硝胺類化學物質，皆屬於可誘發肝癌的物質。若原有肝部疾病的患者，在飲食、個人生活習慣上不加注意的話，肝癌的發生機率便會極高。

肝癌早期症狀

治療肝癌的要點在於早發現、早治療，因為肝癌早期症狀不太明顯，也不易察覺，所以日常的自我檢查極為重要。臨床發現，肝癌早期多有以下症狀：

肝區疼痛明顯

於右肋下部多有明顯刺痛或悶痛；疼痛時輕時重，並呈現時而出現、時而消失的症狀。

消化不良

雖然進食減少，但飯後上腹部飽脹感明顯，甚至會出現噁心、嘔吐或不太嚴重的腹瀉。

持續發燒

肝癌所引發的發燒一般維持在攝氏三十七·五至三十八度左右，偶爾可達三十九度以上，多呈現不規則的發燒，不伴有普通發燒時特有的寒顫。多發於午後，有時也會出現體溫時而正常、時而發燒的情況。

消瘦·乏力

持續發燒、進食減少，加上癌症持續發展，皆有可能引發身體生化代謝出現異常，消瘦與乏力往往成為典型症狀。

其他症狀

原有肝炎、肝硬化等肝部疾病的患者，可能有明顯的牙齦、鼻或皮下出血傾向，也有可能出現腹部積水、腹脹、局部或全身水腫等情況。若癌細胞發展至肺部，會引發咳嗽。

預防肝癌，飲食六原則

肝部疾病患者、肝癌患者，多有不思飲食、食欲不佳的症狀，要預防癌症的發生與發展，便要注意以下原則以提升食欲。

均衡飲食

患有肝部疾病的患者，一般體能消耗都比正常人大，要維持正常的生理機能便需有足夠的營養。因此，均衡飲食、多吃新鮮蔬菜，且必須一半以上是綠葉蔬菜，對於肝癌的預防有極大的好處。

低脂肪飲食

肝部疾病多有食欲差、進食量少的症狀，這些症狀在疾病轉癌後會有明顯的噁心、嘔吐、腹脹。想提高食欲，應提高膳食裡的熱量，並吃一些易於消化吸收的脂肪與甜食，如蜂蜜、奶油、蔗糖等，蛋類、奶類、豆類等富含蛋白質的食物也是不錯的選擇。不過，在肝癌晚期不可過多攝取蛋白質。

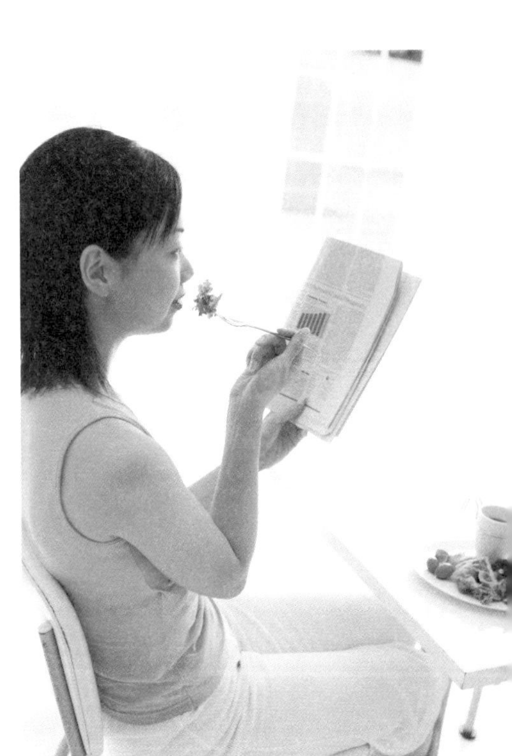

補充維生素

維生素A、C、E、K等都對肝癌有積極的作用，所以，肝癌患者應多吃富含維生素的蔬果，如竹筍、蘋果、南瓜、奇異果等。

補充微量元素

鈣、鉀、鐵、鋅、銅、錳、鍺等微量元素，對於肝癌的預防皆有積極的作用，肝癌患者應多吃此類食物。大蒜、玉米、海帶、蘆筍、豆類、堅果等都是不錯的選擇。

選擇補血類食物

肝主造血，肝部功能受損，會使全身血氣不足，導致全身乏力、四肢痠軟，因此，預防肝癌應以益氣養血為主，桂圓、銀耳、胡蘿蔔、木耳、黑芝麻皆是不錯的選擇；堅硬生冷的食物會傷害身體氣血，最好少食或不食。

選擇補氣類食物

肝癌發展到一定階段，會造成全身衰竭與進食困難，此時進食應以扶氣為主，除了增加營養以外，還應多食用人參、山藥、馬鈴薯、糯米類食物來增強各個臟器的功能。

紅棗玫瑰米粥

材料

黑米三十公克、白米二十公克、紅棗十公克、食用乾玫瑰花瓣十五公克、紅糖五公克

步驟

1 將黑米與白米混合在一起，洗淨後，加水浸泡二小時。
2 將紅棗與玫瑰花瓣分別洗淨，紅棗去核切成丁，留以備用。
3 將泡好的米倒入砂鍋中，並將水量加足，以大火煮至水沸後，改用小火煮一個半小時。
4 待黑米煮熟後，將紅棗倒入一起熬煮十分鐘。
5 放入紅糖，待攪拌均勻、糖分徹底融化後，加入玫瑰花瓣，再次攪拌均勻，即可盛出。

功效

紅棗含有豐富的維生素與微量元素，能補氣、養血、安神，更能提升身體的免疫力，並能保護肝臟。乾玫瑰含有豐富的維生素，可改善體內內分泌失調、提升精神，並能行氣活血，多用於消化不良之症。紅糖更是國醫中常用的溫補食材，具有益氣補血、活血化瘀、止痛緩中的作用。黑米有補益脾胃、益氣活血的作用。四者配合，補血開胃，益氣安神，可促進身體免疫力，降低肝癌發生機率，對因肝癌而產生的氣血不足、精神不振更有輔助治療作用。

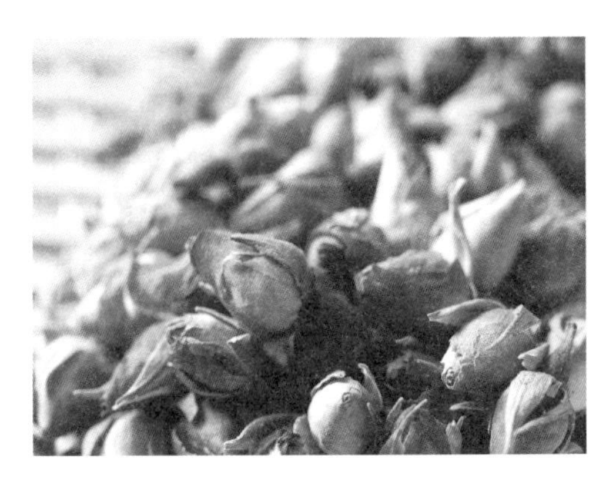

靈芝蜂蜜湯

材料

靈芝五公克、銀耳十公克、蜂蜜三公克

步驟

1. 將靈芝洗淨；銀耳浸泡一小時，泡好後洗淨，並將根部的黃色硬結剪掉，切成小片。
2. 將銀耳與靈芝一起放入砂鍋中，加入足量清水，大火煮沸後，將表層泡沫撇去。
3. 蓋上蓋子，使用小火燉二小時後，加入蜂蜜調勻，即可盛出。

功效

靈芝富含蛋白質與碳水化合物、多種生物鹼，這些成分對增進食欲、安神靜心有明顯作用。同時靈芝還有多種核苷、胺基酸、硬脂酸等，有保肝、解毒的作用。銀耳含有多種維生素、肝糖與豐富的膠質，是名貴的營養滋補佳品，同時又具有扶正、強壯之功，不僅可提高肝臟的解毒能力，對肝臟有保護作用，更能補氣、壯身。蜂蜜能促進肝細胞再生，對肝臟疾病有一定的抑制作用，能保護肝部。三者結合煮成飲料，對於因肝癌引發的氣虛、體弱有積極的幫助。

CHAPTER 8 預防攝護腺癌的飲食調理

攝護腺癌是男性生殖系統最常見的癌症，其罹患率隨著年齡的增長而上升，但近年來，隨著年輕人性生活年齡的普遍提前，發病年齡層也隨之降低。

臨床證實，年輕時性生活次數過多、老年期後性生活過早停止或突然減少，本身患有攝護腺肥大症的男性，都有可能罹患該症。飲食結構是否合理，與該症的發病也有密切的關係：過多攝取高脂類食物，但較少攝取蛋白質、綠色蔬菜類食物、喜食重口味，都有可能成為攝護腺癌的發病原因。

攝護腺癌早期症狀

泌尿系統異常

在無其他疾病的情況下，出現排尿困難、尿流分叉、尿流變細、尿急、頻尿、尿痛、尿不盡等症，一般都是由於攝護腺出現了問題，並應考慮是否罹患攝護腺癌。

明顯疼痛感

腰部、骨盆、臀部、z部等多個部位出現放射性或神經性疼痛，且疼痛程度令人無法忍受。

全身性症狀

因為持續的排尿困難與令人無法忍受的疼痛，患者的飲食、睡眠、精神狀態等都有可能受到影響。

轉移症狀

攝護腺癌患者裡，出現癌細胞轉移是非常正常的現象，有很多患者會出現骼骨處、腰部、腹股溝部位的淋巴結腫大。

攝護腺癌帶給男性的痛苦是常人無法想像的，男性必須時刻對該症提高警惕，並堅持按健康的方式生活以預防攝護腺癌。

攝護腺癌四大飲食原則

由於罹患攝護腺癌與飲食不當有極大的關係，因此，預防攝護腺，須從合理飲食開始做起。只要飲食均衡，便能使身體獲得充足的營養，加速恢復身體機能。

多吃蔬果

預防攝護腺癌，應多吃具有抑癌作用的蔬果。專家們表示，多吃新鮮的蔬果，對於控制攝護腺癌的發病、發展有莫大的好處，若是每週可食用五種以上不同的十字花科植物，更能大大降低攝護腺癌的罹患率。以高麗菜、甘藍、花菜、莧菜為代表的十字花科蔬菜，含有包括異硫氰酸酯、吲哚在內的多種植物生化素，這些物質對預防攝護腺癌有極佳的作用。

多補充鈣質

攝護腺癌發生、發展的一大原因是因為骨骼受損，在飲食中添加含有豐富鈣質的食物，對於預防該症十分有益。牛奶、豆腐、無花果、菠菜與各種豆類中，皆含有豐豐富的鈣質。不過，每日攝取鈣質的量最好維持在八百至一千三百毫克之間，一旦鈣質攝取量超過二千毫克，罹患攝護腺癌的機率便會極大地增高。

低熱低脂飲食

高熱量、高脂肪飲食，會加速細胞的分裂速度，令細胞增殖，導致癌症的形成。嗜好高熱、高脂飲食者，攝護腺癌症的罹患率要比低熱低脂飲食者高出七〇％。因此，預防攝護腺癌，應從減少高脂、高熱食物的攝取開始。

少吃刺激性食物

過度攝取菸、酒、咖啡類飲料，辣椒、蔥、蒜、薑等調味品，都有可能成為罹患攝護腺癌的原因，男性應合理攝取此類食物。

理性地對待自己的飲食，透過長期科學的飲食調養，是遠離攝護腺癌的最好方法。

番茄炒高麗菜

材料

番茄一個、高麗菜三百公克、植物油五公克、鹽五公克

步驟

1. 將番茄洗淨後，切成小塊；高麗菜洗淨後，切成絲。
2. 將油倒入鍋中，大火燒熱後，放入高麗菜絲翻炒一分鐘，再蓋上鍋蓋燜二分鐘。
3. 將番茄放入鍋中，翻炒二分鐘，加鹽調味盛出即可。

功效

高麗菜富含維生素C、β-胡蘿蔔素與鈣、鉀等物質，且有研究證實，常吃高麗菜的男性罹患攝護腺癌的機率，要比普通男性少四一%。番茄中含有大量的β-胡蘿蔔素，可降低三二%的攝護腺癌罹患率。兩者配合，一週食用兩次，即可大大降低男性罹患攝護腺癌的機率。

香菇炒豆腐

材料

豆腐二百五十公克、乾香菇五十公克、胡蘿蔔三十公克、植物油五公克、鹽五公克

步驟

1. 將乾香菇洗淨後，再泡入清水中二十分鐘，撈出。
2. 將胡蘿蔔洗淨後，切成薄片；將豆腐切成二公分的小塊。
3. 將油倒入鍋中，小火燒至油熱後，放入豆腐塊，下鍋煎至兩面金黃，加入已泡好的香菇，翻炒三分鐘。
4. 加入胡蘿蔔片，放入鹽，翻炒二分鐘後盛出。

功效

豆腐中有鐵、鈣、磷、鎂等多種微量元素，且含有豐富的優質蛋白，其消化吸收率達九五％以上，每日兩小塊豆腐，便可滿足人體一天的鈣質需求量。豆腐中還有豐富的植物雌激素，對預防骨質疏鬆、抑制攝護腺癌有積極的作用。香菇不僅具有開胃作用，同時富有多種維生素，且有高蛋白、低脂肪的特點，其中富含香菇多糖，更能提升身體免疫力。胡蘿蔔含有豐富的胡蘿蔔素，可明顯降低罹患攝護腺癌的機率。三者結合，不僅可開胃、提升食欲，更有為攝護腺患者補充氣血、提升免疫力的作用。

CHAPTER 9

預防食道癌的飲食調理

隨著日常生活飲食結構與以往的不同，食道癌在臺灣的罹患率與死亡率也持續升高，且發病年齡逐漸年輕化，著實為不容國人小覷的癌症。

食道癌多因過度抽菸、喝酒、食用含有亞硝胺類食物、發黴食物、過熱食物，或因缺乏各類維生素、礦物質而引發。同時，食道本身有可能發生的各種疾病，也會增加罹患食道癌的機率。一般情況下，若習慣長期抽菸加大量飲酒，罹患食道癌的危險將增加九倍以上。若再合併有嚼食檳榔的習慣，罹患食道癌的機率會比一般人高出六十倍以上。

食道癌早期症狀

吞嚥困難

吞嚥困難是典型的食道癌早期症狀，隨著癌細胞的擴散與生長，吞嚥困難度亦會不斷加重。

咽喉不適

有超過三分之一的早期患者會出現咽喉乾燥感，時有伴隨出現咽部輕微疼痛。

明顯異物感

患者在吞嚥食物時，食道中會有食物滯留感或異物感。早期此症狀多在進食時出現，進食後便會消失。

胸骨後疼痛

約有半數以上患者會出現胸後明顯牽拉感、胸骨後疼痛、上腹部燒灼樣疼痛或悶脹不適之感。此症狀發作短暫，可能反覆出現。在食用刺激性食物時，該症狀會加重。

因為引發食道癌的病因眾多，使得該病病情極為凶險，治療起來也非常複雜。瞭解早期食道癌的症狀，及時發覺癌症的發生，對於後續治療有積極的意義。

食道癌飲食調理四原則

透過飲食輔助食道癌的治療，應遵循以下原則：

多攝取高營養、高蛋白食物

在發現病灶或確診以後，患者便應訂製高營養食譜，並多攝取高蛋白物質，為下一步的物理治療儲備體力，積極抵禦癌細胞侵襲。

避免食用刺激性較強、粗硬的食物

不管食道癌發展到何種程度，患者都不應食用刺激性較強或粗硬的食物。此類食物很可能會對本就已脆弱的食道產生二次傷害，使癒合時間延長，甚至引發癌症的快速惡化。此外，雖然富含維生素C的蔬果對預防食道癌有積極的作用，但如高麗菜、芥蘭等食物，依然不可像常人一般直接嚼食，最好煮爛後再食用。

辛辣、過甜、過鹹的食物都會對食道產生負面刺激，給癌細胞進一步擴散創造機會，最好少食用。

避免吃冷食

食道癌患者不可吃冷食，放置時間較長的麵條、牛奶或湯水也不可飲食。因為食

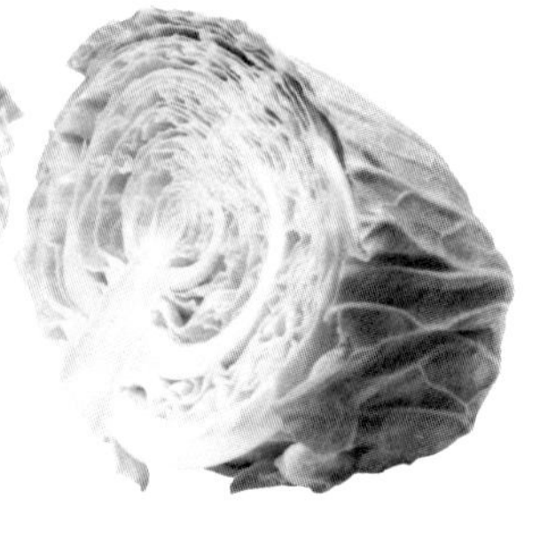

道狹窄部位會對冷食刺激更加敏感，食用此類食物，會引發食道痙攣，出現噁心、嘔吐、疼痛或脹麻等多種感覺，並會刺激癌細胞進一步生長、擴散。因此，最好以溫食來代替冷食。

多吃易吞嚥、營養成分高的食物

羅患食道癌以後，飲食便應以易吞嚥、營養成分較高的食物為主，豆花、濃果汁、布丁、粥皆為上選。

除以上原則外，少吃油炸薰烤食物、醃製品、發黴食物與過多添加物的食物，並配以恰當的飲食調理，必然可預防癌症的發生，或阻止其進一步發展。

預防食道癌，多吃七大食物

因飲食不當而引發的食道癌極為常見，要預防與治療食道癌、提升個人免疫力，飲食是不可忽略的一環，以下是一些可提高食道癌症患者免疫能力的食物。

米糠

米糠裡含有RBS，這種多糖類物質是防止癌細胞增殖的天然免疫藥物，同時對食道癌的預防與輔助治療有明顯的作用。

絲瓜

絲瓜的種子、果皮對食道癌細胞有抑制作用，並可增強食道旁器官如肺、胃、肝臟的功能，對抑制癌細胞的進一步蔓延有明顯效果。

胡蘿蔔

胡蘿蔔富含胡蘿蔔素，β-胡蘿蔔素能有效提升身體免疫力，並能抑制食道癌細胞的發生與發展。

黃豆

黃豆裡含有多種營養素與豐富的優質蛋白質，這些物質有阻斷癌細胞攝取營養的作用，有助於防止癌細胞擴散，並能促進免疫力。

高麗菜

高麗菜裡含有多種胡蘿蔔素、胺基酸、維生素C等營養素，這些營養素能提高人體免疫功能，並能阻止食道癌細胞的進一步蔓延。

仙人掌

仙人掌富含多種植物營養素，能抗突變，並可抑制腫瘤生長，在控制食道癌症細胞的同時，對白血球的數量也不會有負面的影響。

紅棗

紅棗在熱水中會產生一種能積極抑制癌細胞的物質，其抑制率高達九〇%。多吃紅棗，對於預防食道癌無疑有積極作用。

總體來說，預防食道癌的飲食要點在於，應盡量選擇既不會對食道產生副作用、又最能補充人體所需營養的食物，增強身體對癌細胞的抗擊能力。

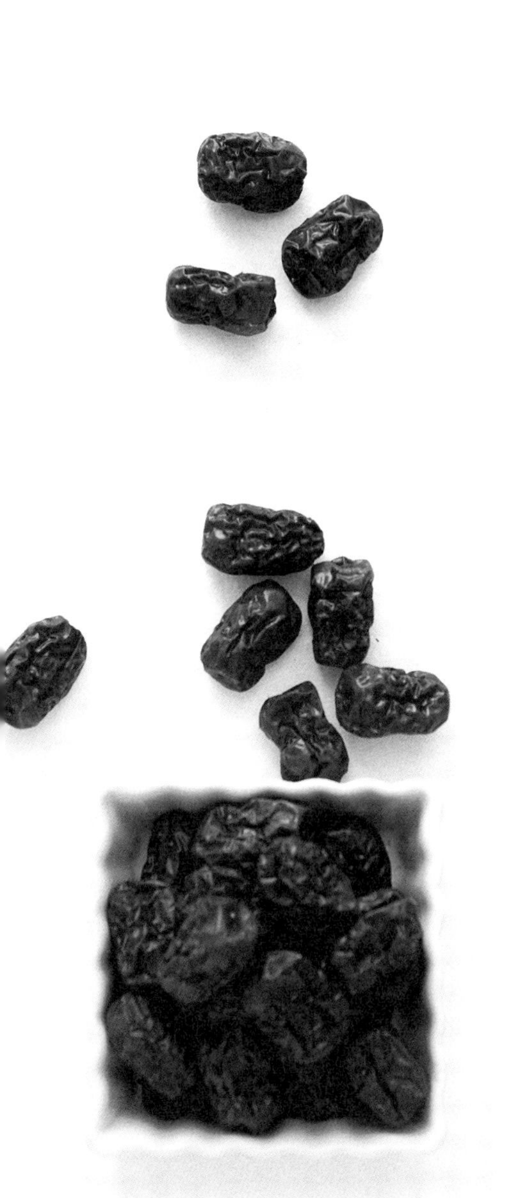

Special

防癌簡單策略

切勿食用發黴的食物

發黴食物的危害主要有以下幾點：

（1）引發消化道菌群異常

發黴食物中含有多種黴菌，這些黴菌在進入消化道後，會使正常的菌群功能受損，引發菌群混亂，造成食物中毒，嚴重者甚至會引發急性嘔吐、腹痛、腹瀉等症。

（2）導致身體隱患

食用發黴食物，會給食物中的黴菌孢子進入血液或呼吸道的機會，而黴菌孢子是引發、傳播各類真菌疾病的主要罪魁禍首。發黴食物中會產生黃麴毒素、赭麯黴素、展青黴素、伏馬菌素，這幾種皆是有可能導致正常細胞癌化的毒素。長期受其影響，身體患癌的可能性便極大。

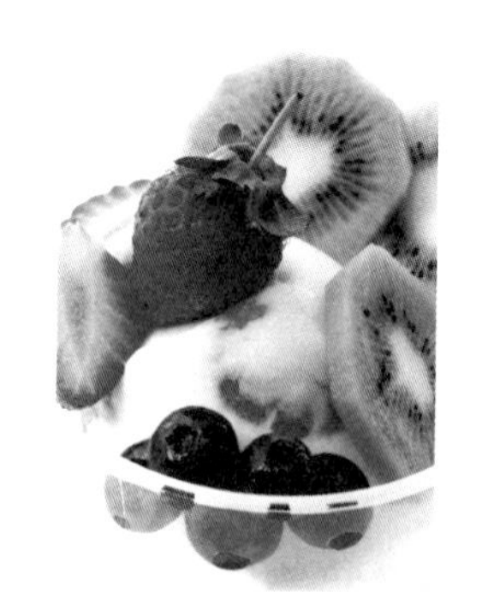

判斷黴變食物

食物是否正常，往往可透過外觀與味道來發現。

我們能非常直觀地看到，受潮的玉米、米、麵包等，表面通常會出現白色、黑色或綠色的斑點。一旦發現這些跡象，便應果斷地將之扔棄。

黴變後，食物的味道往往也很直觀。食物黴變後的味道，與新鮮時大有不同，在嘗到異味後一定要將其吐出，因為極小的量也有可能造成極大的傷害。

有效去毒——三步驟讓毒素「去無蹤」

高溫處理並不能去除黴變產生的毒素，如黃麴毒素只有在二百八十度的高溫下才能被徹底破壞，但家中的烹飪溫度多半無法達到。最好的去除方法是先挑出，再反覆搓洗，最後加鹼。

發黴的顆粒狀食物，應將其果斷挑出丟棄。對於發黴食物周圍的糧食，可透過至少十次以上的仔細搓洗來達到去毒效果；而對於黃麴毒素含量較高的植物油，則可以一：五〇〇的比例來添加鹼，即每五百公克的油添加一公克的鹼，鹼可徹底消除黃麴毒素。

蔬果發黴應堅決丟棄，因為一旦蔬果發黴，其內部也早已被黴菌污染，不可再食用。

雖然癌症恐怖，但是，只要從飲食開始，遠離發黴食物，建立合理的飲食結構，癌症便會離我們遠一些。

Part 05

天天蔬果汁，癌症從此遠離

天天一杯蔬果汁，連渣一起喝，
由於每一種蔬果汁中所含的營養成分不同，
具有豐富植物生化素，及抗氧化活性，
可有效提升免疫力，輕鬆達到防癌、抗癌作用。

CHAPTER 1 製作蔬果汁須知

製作一杯鮮美又營養的蔬果汁需要諸多的準備，比如：選擇適合的果蔬，適當加以處理，及掌握一定的榨汁、增鮮技巧。

選擇最好的蔬果

想要打一杯美味又營養的蔬果汁，首先要學會挑最好的蔬果。挑選原則有以下幾條：

（1）選擇新鮮的

不管是何種蔬果，最基本的保障是外皮未曾碰撞與受損，以避免內部腐壞。另外，果柄是否新鮮、蒂頭是否還在也應注意。

（2）選擇較重的

選擇時，可用手掂掂蔬果的重量，愈重代表水分愈多、愈新鮮。蘋果、橘子、高麗菜這類蔬果可用手輕彈表皮，聲音愈脆表示水分愈多、愈新鮮。

（3）選擇香味重的

有些水果帶有香味，挑選時以鼻子聞一下，香味愈濃，代表水果愈新鮮。

分類蔬果選擇小竅門		
種類	代表蔬果	選擇竅門
帶皮類水果	蘋果、檸檬、橘子等	◎表皮光滑 ◎放在手中有分量
瓜類蔬果	西瓜、香瓜、黃瓜、苦瓜等	◎首選果柄或蒂頭部分新鮮者 ◎表皮紋理要鮮明
葉菜類蔬菜	菠菜、美生菜等	◎葉片完整，翠綠而有光澤 ◎莖部肥厚，可用手折斷
根莖類蔬菜	蘿蔔、馬鈴薯等	◎表皮無凸凹、損傷，未長芽 ◎放在手中有分量
包葉類蔬菜	高麗菜、白菜等	◎結球緊密，葉色翠綠，放在手中有分量 ◎首選切口無變色、乾裂現象者

不同蔬果巧處理

在清洗過後，處理蔬果也需要一些小竅門，才能使材料保持其原有營養成分。

少許食材，讓蔬果汁口味更棒

在製作蔬果汁時加入少許食材，可使蔬果汁的口味變得更好。

（1）椰子

椰子不僅含有能為人體提供能量的三酸甘油酯，同時還具有口味甜美的優點。

（2）生薑

生薑能有效促進新陳代謝、殺滅細菌，同時還能促進消化。

蔬果處理小竅門		
種類	代表蔬果	處理竅門
帶皮類水果	蘋果、檸檬、橘子等	◎以用手或削皮器去除果皮，再使用水果刀切成四等分 ◎有果核者應去除
瓜類蔬果	香瓜、黃瓜、苦瓜等	◎用刀切除頭尾，再切成適合大小
葉菜類蔬菜	菠菜、美生菜等	◎切成長度均等的條狀或小碎塊
根莖類蔬菜	蘿蔔、馬鈴薯等	◎削除表皮 ◎切成大小合適的塊狀或條狀
包葉類蔬菜	高麗菜、白菜等	◎將最外層表皮去除 ◎切成長度均等的條狀或小碎塊

（3）覆盆子

覆盆子裡有極高的抗生素，這意味著它可在預防癌症的過程中發揮極大的作用，此外，它還含有豐富的植物生化素與果糖，既能調和口味又能發揮抗癌作用。

（4）蜂蜜

蜂蜜中擁有包括葡萄糖、胺基酸在內的多種獨特營養成分，與多達二十種促進細胞生長與代謝的維生素。

色彩搭配，讓美麗與美味並存

不同顏色的蔬果往往富含不同的營養，注重色彩的搭配，不僅能讓蔬果汁的色彩更加誘人，同時還能令營養成分更加均衡。

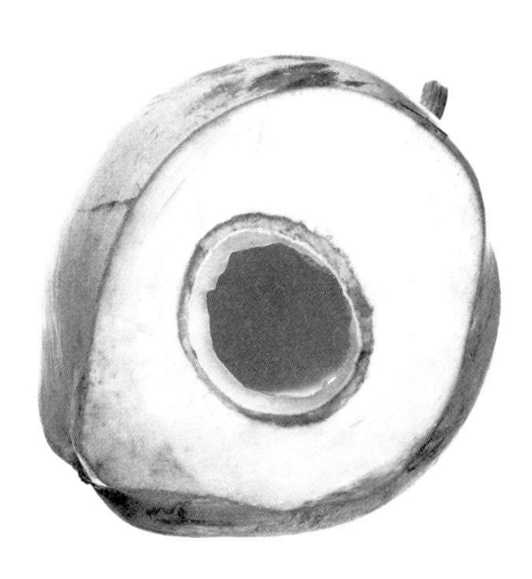

水果	效果
蔬果	防癌作用
芹菜	富含膳食纖維，促進致癌物質排出體外，有效預防大腸癌。
大白菜	富含膳食纖維，促進致癌物質盡快排出體外。含有微量元素鉬，可阻斷致癌物亞硝胺的合成；含有豐富的硒，有助於谷胱甘肽的生成，降低癌症發生機率。
山楂	可活血化瘀，能抑制癌細胞生長，對消化道與女性癌症有極強預防作用。
大豆	含有包括異黃酮、皂苷在內的多種抗癌物質，對乳腺癌、前列腺癌有明顯預防作用。
綠花椰菜	含有豐富的異硫氰酸酯、蘿蔔硫素，能有效殺滅癌細胞。
花椰菜	含有豐富葉酸，促進消化，可降低胰腺癌發生機率。
菠菜	含有抗氧基因，可預防因自由基損傷而造成的癌症。
苦瓜	富含類奎寧蛋白與蛋白酶抑制劑，可啟動免疫細胞，間接達到抑制癌細胞生長、侵襲與轉移的作用。
蘑菇	富含胺基酸與鐵、磷等微量元素，能抑制癌細胞的生長。
海帶	富含海藻酸鈉，可將能致癌的鍶、鎘排除體外，同時還能選擇性殺滅腸道內致癌細菌。
大蒜	含有可有效殺菌的大蒜素，能減少胃癌發生；含硫、硒、鍺、硒等可誘導癌細胞向正常細胞轉化的物質。

扁豆	富含各類維生素、血球凝集素，可抑制癌細胞的生長與轉移，並能啟動人體免疫系統。
茄子	茄子含有包括龍葵鹼、葫蘆素在內的多種生物鹼物質，可有效預防消化系統癌症與女性癌症。
甘薯	富含去氫表雄酮，可預防乳腺癌與腸道癌症的發生。
高麗菜	含有吲哚與黃酮類物質，能啟動身體免疫系統活力，降低胃腸癌症發生機率。
紅棗	益氣補血，含有有效抗癌成分三萜類化合物。
蘆筍	富含冬醯胺酶，可促進細胞正常化生長。富含核酸，可抑制癌細胞生長。
南瓜	富含維生A、C、鈣質與纖維素，可有效預防癌細胞生長。
橘子	富含維生素C，可防止致癌物質亞硝胺生成，能有效預防消化系統癌症。
蘋果	富含黃酮與多酚類抗癌物質，可有效清除體內代謝垃圾。
無花果	可消腫解毒，能抗擊多種癌症，為作用廣泛的抗癌水果。
胡蘿蔔	富含具有極強抗癌活性的鋅元素與吲哚。
奇異果	富含維生素C與生物類黃酮，能有效保護血管，防止癌細胞生長。
番茄	富含茄紅素，可預防前列腺癌、乳腺癌、肺癌、胃癌等多種癌症。
柚、柑橘	富含鈣質，可預防大腸癌。柚皮有較強抗癌活性，可抑制子宮頸癌細胞的生成與發展。含有諾米林，能分解致癌化學物。
香蕉	富含維生素，能增強白血球活性，使細胞癌化可能性變少。
草莓	富含鞣華酸，能避免身體受致癌物傷害。
梨	富含各類維生素與胡蘿蔔素，能降低鼻咽癌、喉癌、肺癌發生機率。
核桃	富含鋅、鎂與各類維生素，以上物質皆有防癌作用。
葡萄	富含抗氧化物，可提升細胞活力，減少細胞癌變可能。

防癌、抗癌的蔬果汁配方

蔬果汁能有效保存蔬果的營養物質不被破壞，經常混合飲用多種蔬果汁，對健康極為有益。但怎樣喝、蔬果如何搭配，才能事半功倍呢？我們可利用前面提到的多種蔬果，來製作美味又健康的「防癌蔬果汁」。

番茄香蕉汁

材料（一人份）

番茄二顆（中等大小）、香蕉一根、礦泉水二百毫升

步驟

1. 在番茄表面切開小口，以熱水汆燙一下，再將番茄與香蕉的表皮剝落。
2. 番茄與香蕉皆切成大塊，放入調理機中，倒入礦泉水，攪拌榨汁。
3. 可根據個人喜好，加入少許食鹽或蜂蜜。

「汁」味中的健康密碼

綜合了番茄的抗氧化、抗癌與香蕉增強白血球活性的作用，能進一步促進身體正常細胞的活力，使癌細胞無處藏身。

奇異果苦瓜牛奶

材料（一人份）

蘋果一顆、苦瓜一百公克、鮮牛奶二百毫升

步驟

1. 蘋果洗淨後去核、去蒂，切成小塊。
2. 苦瓜洗淨後去瓤，切成小片。
3. 一同放入調理機中攪拌成汁。
4. 倒入杯中，再加入牛奶充分攪拌。

「汁」味中的健康密碼

苦瓜中的苦味素不僅有預防癌症的作用，更能增進食欲、消炎退熱、健脾開胃，還有活血、清心的效果。

胡蘿蔔綠花椰菜汁

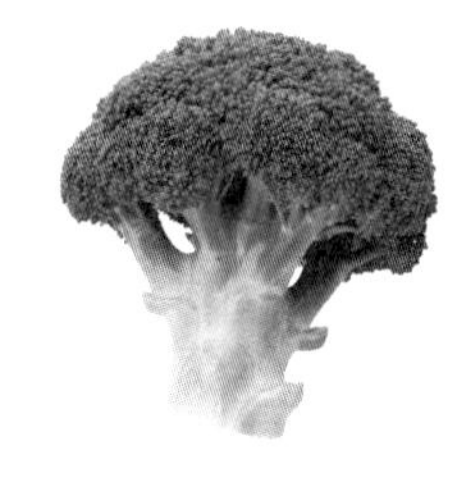

材料　（一人份）

綠花椰菜二五〇公克、胡蘿蔔半根、礦泉水二百毫升

步驟

1. 煮半鍋開水，待水沸後，放入綠花椰菜五秒鐘後撈起。
2. 胡蘿蔔切成碎丁。
3. 將綠花椰菜與切好的胡蘿蔔放入調理機中，倒入礦泉水，攪拌榨汁。

「汁」味中的健康密碼

綠花椰菜中的異硫氰酸酯、蘿蔔硫素可殺滅癌細胞，降低癌症的發生風險。異硫氰酸酯、蘿蔔硫素與胡蘿蔔中的胡蘿蔔素相綜合，加強了抗癌能力，每天一杯，能有效啟動免疫能力。

菠菜香蕉豆漿

材料　（一人份）

菠菜二百公克、香蕉一根、豆漿二百毫升

步驟

1. 煮半鍋開水，待水沸，放入菠菜三秒鐘後撈起。
2. 菠菜去根切碎；香蕉剝皮後切成小片。
3. 將菠菜與香蕉一起放入調理機中，加入豆漿攪拌榨汁。

「汁」味中的健康密碼

香蕉雖然具有抗癌作用，但屬於高鉀低納水果，而菠菜中含有豐富的鐵，豆漿又可促進消化，這道菠菜香蕉豆漿汁能有效提升新陳代謝能力，大大提升免疫力，增強抗癌能力。

蘋果蘆筍芹菜汁

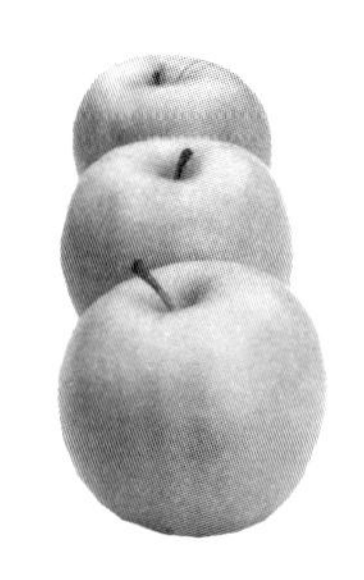

材料　（一人份）

蘋果一顆、蘆筍三十公克、芹菜六十公克、檸檬半顆、蜂蜜少許、礦泉水一百毫升

步驟

1. 蘋果、蘆筍、芹菜、檸檬分別洗淨，切碎。
2. 將上述材料一起放入調理機中，加入礦泉水榨汁。
3. 根據個人口味選擇是否添加蜂蜜調味。

「汁」味中的健康密碼

綜合了蘋果、芹菜與蘆筍的抗癌能力，同時還能促進身體對維生素的吸收力。

草莓核桃果汁

材料　（一人份）

草莓十二顆、鮮奶二百毫升、去皮核桃三十公克、蜂蜜少許

步驟

1. 草莓洗淨，去蒂，切塊。
2. 核桃以水浸泡十分鐘，使核桃中的酶活化。
3. 將所有材料放入調理機中打勻。
4. 可加入適量蜂蜜或糖調味。

「汁」味中的健康密碼

草莓富含鉀，牛奶富含鈣質，核桃則富含鋅與鎂，一杯果汁使身體獲得充足的微量元素，同時也大大增強抗癌能力。

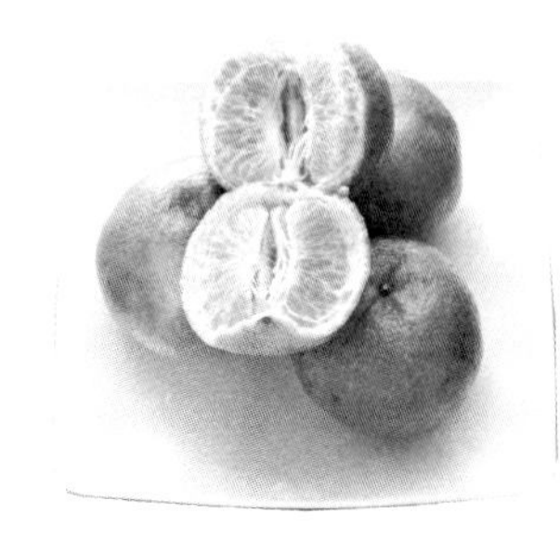

苦瓜橘子汁

材料　（一人份）

苦瓜五百公克、橘子二顆、礦泉水一百毫升

步驟

1 苦瓜洗淨後切成小丁。
2 橘子剝皮、分瓣。
3 將上述材料放入調理機中，加入礦泉水，攪拌成汁。

「汁」味中的健康密碼

苦瓜味苦甘，加上橘子，不僅富含抗癌作用，幫助人體補充維生素、清除毒素，更讓果汁帶著一點點酸甜味道，使舌頭享受「苦中有甜」的美妙。

南瓜紅棗汁

材料　（一人份）

南瓜一百公克、紅棗二十公克、鮮奶二百毫升

步驟

1 南瓜去籽、洗淨後，帶皮切成小塊。
2 紅棗去核、洗淨後，切成小丁。
3 將南瓜、紅棗放入調理機中，倒入牛奶，攪拌成汁。

「汁」味中的健康密碼

南瓜富含維生素，紅棗則是極佳的補血乾果，牛奶中有豐富的鈣質，三者對提升體質健康與免疫能力有極大的幫助。

綜合蔬菜汁

材料（一人份）

大白菜五十公克、花椰菜二十公克、高麗菜五十公克、蘆筍三十公克、菠菜五十公克、礦泉水二百毫升、蜂蜜少許

步驟

1. 各種蔬菜洗淨，切碎丁。
2. 所有材料放入調理機中攪拌成汁。
3. 可根據各人品味，選擇加入適量鹽或蜂蜜。

「汁」味中的健康密碼

各類蔬菜的結合讓身體獲得更充分的補充，包括充足的微量元素，以發揮更強的抗癌效果。

高麗菜胡蘿蔔蘋果汁

材料（一人份）

高麗菜一百公克、胡蘿蔔一根、蘋果一顆、礦泉水一百毫升

步驟

1. 高麗菜洗淨、切碎。
2. 蘋果洗淨、去核、去蒂後切成小塊；胡蘿蔔洗淨後切成小塊。
3. 將三者一起放入調理機中，加入礦泉水攪拌成汁。

「汁」味中的健康密碼

新鮮的高麗菜擁有殺菌、消炎的作用，三者結合做成的蔬果汁，不僅能有效治療各類腫痛，還能使身體獲得更豐富的營養成分，提升身體免疫力。

甘薯牛奶

材料　（一人份）

甘薯一百公克、鮮奶一百毫升、礦泉水二百毫升

步驟

1 將甘薯洗淨後，切成小塊。
2 放入調理機中，加入礦泉水榨汁。
3 倒入杯中，加入鮮奶充分攪拌。

「汁」味中的健康密碼

甘薯含有豐富的膳食纖維，常飲用可促進胃腸蠕動，大大降低便祕與直腸癌發生機率。

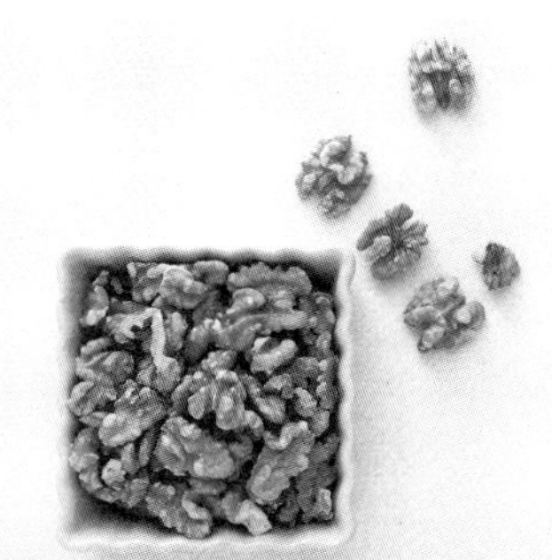

梨子核桃牛奶

材料　（一人份）

甘薯一百公克、鮮奶一百毫升、礦泉水二百毫升

步驟

1 梨子洗淨後切成小塊。
2 核桃以開水浸泡十分鐘，以啟動其中的酶。
3 將梨塊與核桃一起放入調理機中，加入礦泉水攪拌成汁。

「汁」味中的健康密碼

核桃富有多種營養物質，且具有益氣補血、散腫消毒的功效，梨子更是防癌佳品，與牛奶結合，可為身體補充各類微量元素，令氣血旺盛，教癌魔無處下手。

Special

防癌簡單策略

防癌簡單策略：蔬果汁飲用技巧

最適合飲用蔬果汁的三個時間

以下三個時間最適合飲用蔬果汁：

①每天早上一杯蔬果汁，可保持精神舒暢、增加活力，並幫助排便。

②飯前半小時飲用蔬果汁，可提升食欲，促進營養吸收。

③運動後飲用蔬果汁，可迅速補充體力、解渴提神。

飲用蔬果汁要小心

在飲用蔬果汁時，應注意以下三點：

（1）現榨現喝

蔬果汁最好現榨現喝，而且最好在三十分鐘內喝完，以免因放置過久造成營養成分流失。

（2）慢慢喝

蔬果汁要慢慢喝，以免喝得太快導致果汁中的糖分過快進入血液，引發血糖突然升高。

（3）晚上不要喝

晚上最好不要喝蔬果汁，腎臟功能較弱的人更要避免，以免過度攝取糖分與水分，造成四肢與臉部浮腫。

每天喝一杯蔬果汁，可有效提升免疫力，輕鬆達到防癌、抗癌作用。不過，由於每一種蔬果汁中所含的營養成分不同，抗氧化活性也有差異。因此，個人可根據自己的口味，每天換喝不同的蔬果汁，對身體健康更加有益。

Part

06

最有效的防癌處方

良好的生活習慣是讓自己不受癌症侵襲的好祕方，
不良的生活環境及習慣帶給我們毒物的體質，
最有效的防癌處方，就是擁有自然的抗癌力。

CHAPTER 1

飲食防癌處方

不吃隔夜菜

罹患胃癌與飲食不當有密切關係，其中，經常食用隔夜菜便是一點。青菜、菠菜等綠葉蔬菜，在反覆回鍋加熱的過程中，很容易導致葉綠素發生化學反應，產生各類成分，而這些降解物會傷害肝、胃功能，加大癌症發生的可能性。每重複炒一次，菜中的致癌物便會增加數十倍。因此，應盡量不吃隔夜菜。

告別薯條

薯條裡不僅含有對健康不利的丙烯醯胺物質，同時還有可致癌的甘油醯胺，前者可在身體作用下部分轉化為後者，兩者結合之下，誘癌作用會進一步增加。告別薯條、薯片與其他油炸類零食，是遠離癌症的最簡單方法。

先喝湯再吃飯

食物是經過口腔、咽喉、食道、胃部這一通道進入身體的。每日吃飯前，先喝幾口湯，或先喝一點水，等於為消化道系統增加一些潤滑劑，不僅能使食物更順利地下嚥，還可防止乾硬食物對消化道黏膜造成負面刺激，降低消化道癌症的發生機率。

中、晚餐前應以半碗湯為佳，早餐前則可適當增多，因為在夜間睡眠以後，人體會損失較多的水分。喝湯時間應在飯前二十分鐘左右，吃飯過程中也應少量、緩慢地喝湯。

細嚼慢嚥

高達四〇%的癌症與食物有關，這是因為食物中含有包括亞硝酸類、防腐劑類化學合成物，這些物質在進入人體後會促進細胞癌變。細嚼慢嚥可使口腔有充足的時間分泌唾液，人體唾液中有多達十三種消化酶，及多種礦物質、維生素與激素等。這些物質能分解進入口腔的致癌物，有效殺滅食物與口腔中的細菌，降低口腔癌發生機率。

同時，細嚼慢嚥還可使食物變得更精細，感受到食物的好滋味，同時更能刺激食欲、減少胃腸的負擔，有利於預防胃腸癌。一口飯咀嚼三十次，一頓飯吃半小時，即可達到防癌目的。

遠離「免洗」用品

「免洗」用品中隱藏著我們無法想像的致癌危險。在製作免洗筷的過程中往往無法完全殺菌，而製作筷子的木材、竹子本身就含有水分，很容易出現黴變。黴菌在潮濕的環境中更易繁殖，頻繁使用很容易誘發癌症。愈少使用免洗筷，身體便會愈安全。

紙杯也應少用。紙杯為了達到隔水的效果，會在內壁塗抹一層名為聚乙烯的隔水膜。雖然聚乙烯是最安全的食品用化學物質，但若加工過程中稍有不慎，便會氧化成不易揮發、易在人體內堆積的羰基化合物。長期攝取此物，有致癌危險。

少吃味精、鮮雞精類的調味料

味精雖然可增添菜的美味，但它主要由化學物質麩胺酸鈉製作而成。麩胺酸鈉在高溫下容易變成致癌作用極強的焦麩胺酸鈉。而且，味精在進入人體後，會與人體裡的鋅產生化學作用，使鈣質嚴重流失。鮮雞精中，味精占總成分的四〇%，鹽占了一〇%，也應少食。

少吃泡麵

很多人認為，泡麵致癌是因為含有防腐劑，但其實重點不在這理，而是速食麵大都經過油炸以方便保存，油裡大多添加了可防食物酸化的安定劑——RHT。RHT本身是一種強力致癌物，可能引發細胞異常、肝部腫大、降低生殖能力。加上速食麵中的調味包皆含有抗氧化劑，吃多了不僅對肝臟造成負擔，也會加重腎臟的負擔。

更可怕的是，碗裝泡麵使用的碗多由聚苯乙烯製造，並添加了RHT安定劑。在沖泡的過程中，遇到熱水，其中的有害物質便會溶解。經醫學報告指出，吃一包泡麵，肝臟得用三、二天的時間才能將毒素徹底排除。因此，少吃泡麵，無疑能降低肝癌、腎癌的發生機率。

食用有「外衣」的堅果

超市中多有去除了外殼的瓜子、杏仁類堅果出售，應盡量少吃這類食物。外殼能保護堅果避免細菌污染，更能在各種不同的烹製時避免營養流失。更重要的是，外殼還可將烹製過程中，因火烤、加入調味料而可能產生的致癌物含量降到最低。

吃飯八分飽

國醫很早以前便已認識到，吃得過飽會對身體形成傷害。古醫書《濟生方》裡便指出：「過餐五味……強食生冷果菜停蓄胃脘……久則積結為症瘕。」飲食過量，會使腸胃功能失調，若胃腸功能長期紊亂，便會增加罹癌的可能性。吃飯八分飽，不僅可補充身體所需能量與營養，更能預防胃腸癌症的發生。

少吃人工維生素

美國權威醫學刊物《美國醫學協會雜誌》指出，長期服用如維生素B群、綜合維生素等人工製劑，會大大增加男性罹患前列腺癌風險，還會使女性因各類癌症而死亡的機率增加二．四至六％。與其食用人工維生素，多注意飲食均衡，用各類食材中的天然營養物質來滿足日常需求，對防癌有更積極的效果。就算缺乏某類維生素，或身體有特殊的需要，也應遵從醫囑，不可補充過量。

CHAPTER 2 生活細節防癌處方

使用手工皂洗髮

如今市面上很多洗髮精、沐浴露中，都有一種名為「二噁烷」的致癌物質。這種物質主要來源於一種在全球廣泛運用的界面活性劑——AES。洗護用品之所以可發揮溶解、發泡、洗滌、保濕、殺菌、去污作用，就是靠AES。使用採天然植物油製作的手工皂洗髮，不含人工添加的化學界面活性劑，可免除AES的誘癌作用。

每天曬十五分鐘太陽

曬太陽算是最極致的便宜防癌處方，不用任何花費，就能增加人體維生素D的含量，有防癌作用。曬太陽能延緩衰老，科學研究證實，在接受陽光的照射時，身體會產生維生素D，不僅能防止骨質疏鬆，更可使身體變得年輕，也能預防包括皮膚癌在內的多種癌症。所以，從現在開始，每天抽出十五分鐘，讓自己沐浴在陽光裡吧！

睡足七小時

美國癌症研究會調查發現，每晚睡眠時間少於七小時的人，患癌症的機率會比睡眠充足的人高出至少一〇%。這是因為睡眠中會產生一種名為褪黑激素的抗氧化劑，褪黑激素可清除體內有害的自由基。若睡眠不足七小時的話，大腦產生的褪黑激素便會減少，增加人體細胞中的DNA異變可能性，大大增加乳腺癌、前列腺癌等癌症的發生機率。因此，每日至少七小時的睡眠，是保證自己遠離癌症的最簡單生活方式。

讓笑聲趕走惡魔

積極樂觀的情緒對抗癌有明顯的作用。在心情鬱悶或空閒時，看看喜劇電影，增加生活歡樂，驅散不快，可大大降低因情緒而罹癌的可能性。

記錄自我醫療資料

每次生病以後，將日期、具體症狀與醫生所採用的治療方法詳細地記錄下來，便有可能從中發現自己的健康模式，瞭解自己的身體狀況。在下次生病時，能幫助醫生早些發現問題，更有效地治療。

塗抹防曬霜

太陽光能促使人體合成維生素D，它不僅能促進骨骼生長，還可有效抑制細胞不良增殖，使細胞變得成熟，對於淋巴細胞的免疫能力也有積極的促進作用。每日曬太陽十五分鐘可補充維生素D，但陽光中的紫外線極有可能導致皮膚癌，還會使膚色變暗，只要塗抹一層薄薄的防曬霜，便可達到愛美、抗癌大效果。

乾洗衣服要晾七天

許多人喜歡將衣服送乾洗，但乾洗往往會使用到四氯乙烯，這是一種會損害人體神經系統的活性溶劑，長時間接觸會增加罹患腎癌的可能性。取回乾洗衣物後，將其掛在通風處晾一星期以後再穿著，便可使四氯乙烯得到充分揮發。

忠於性伴侶

近年來，子宮頸癌的發病年齡日趨年輕化，而年輕女性罹患子宮頸癌的一大原因就是性生活混亂。子宮頸癌多由性傳播引發，女性或其伴侶發生不當性行為的次數愈多，受性傳播疾病感染的機率便愈大。忠於性伴侶，可使女性罹患子宮頸癌的機率降低二至三倍。

和親人一起玩樂

與親人在一起最能獲得精神支持與快樂，特別當家人屬於樂觀、積極而開朗的人時更是如此。透過與親人一起外出玩樂，去KTV唱歌、郊遊、旅行，不僅能增進彼此間的感情，身心的快樂也能排除誘癌的不良情緒。

男性應定期捐血

人體血液中的血小板、紅、白血球，每時每刻都在新陳代謝，而體內鐵含量一旦超過正常值一〇％，罹癌機率便會大大提高。女性可透過月經期間的流血現象，排出體內廢棄血液與鐵元素；男性則可透過每年捐血五百五十毫升，降低血液黏稠度以及體內鐵質，增強人體免疫力，促進新陳代謝。

遠離電磁波

長期處於電磁波輻射狀態下，罹癌機率會大大增加。臥室主要用於夜間休息，而人體在夜間的防護能力最弱，長期睡在高電磁波的地方，會增加癌症罹患率。因此，音響、插座、充電器、電視、電腦、手機這些東西，都應擺在距離床頭二公尺以外的地方。

少塗指甲油

指甲油中含有鉛、水銀、鄰苯二甲酸酯等多種有機化合物，一些劣質指甲油中甚至含有不能用於化妝品的致癌物苯，長期近距離吸入或因觸碰到食物而吃到體內，會導致皮膚與呼吸道受到刺激，嚴重者甚至會傷及腦部神經、引發癌症。女性應盡量少塗或不塗指甲油，如果一定要使用，連續兩次使用的間隔應保持在一週以上。

少用空氣清新劑或香水

空氣清新劑與香水中含有大量的揮發性有機化合物，這些物質有可能誘發癌症。製造各類芳香劑皆需要至少五千種以上的化學成分，而其中很可能大部分未曾做過毒性試驗。特別是劣質的空氣清新劑和香水，更有可能含有一種名為「人造麝香」的致癌物質，它會加重肝臟與腎部的負擔，引發癌症。盡量少用此類芳香劑，才能從根源減少癌症發生。

晚上別開大燈

在夜晚睡眠時，若房間燈火通明的話，其免疫系統工作是處於最低效率狀態下的。哈佛研究人員指出，夜間的燈光會使褪黑激素的生長受到抑制，長期在人造燈光照射的環境下睡眠，不僅會降低睡眠品質，還會令人體免疫力受到影響，甚至會引發癌症。睡覺時關閉所有的電燈，可使血清素分泌旺盛，這對身體製造褪黑激素有極大的幫助。

馬桶上的講究

坐式馬桶的發明使很多人上廁所時習慣看書、看報或抽菸。不過，在坐馬桶時，身體與有毒物質間會形成封閉空間，時間長了，會引發肛門炎、痔瘡甚至子宮頸癌等各種疾病。因此，排便時要盡量縮短時間，使身體與有毒物質的接觸時間減少。

把假日變正常

在週末假日等空閒時間過分縱情狂歡的話，會打破已養成的規律生活，並有可能在隔天出現胸悶氣喘、面色蒼白、胃痛腹瀉等多種不良症狀。假日盡情玩樂雖然是件好事，但若是一味地熬夜、大吃大喝，不顧及身體的話，便會罹患「狂歡症候群」。

一旦習慣這樣的生活方式，在恢復到正常工作日時，個人便會產生焦慮、憂慮、心慌等多種症狀，增加細胞癌變可能性。最好的解決方法是，讓自己在假日裡依然延續正常工作日的規律生活，白天出去恰當玩樂、正常飲食，晚上則按時作息。

晨浴帶來活力

早上起床卻一直清醒不過來？這時不妨放一澡缸的水，讓全身泡在熱水裡面。站在蓮蓬頭下徹底沖一下，也是不錯的選擇。早晨沖澡，身體在受到熱水刺激時會加速血液循環，最能消除疲勞，振奮精神。當身體功能開始復甦時，情緒也會獲得較大的改善，「下床氣」會消失得無影無蹤。

定期更換牙刷

使用超過兩個月的牙刷上會附著溶血性鏈球菌、肺炎鏈球菌、白色念珠菌等多種病菌，能引發如咽喉炎、扁桃腺炎等口腔疾病，若免疫系統不健全的話，則很容易罹患風濕熱、急性腎炎等疾病。美國醫學家研究發現，若咽喉癌患者每隔幾星期就更換新牙刷的話，對病情將會有明顯的改善。所以，每日刷牙後將牙刷徹底沖洗乾淨，放於乾燥處，使牙刷刷頭朝上，每隔三至五天便以醋浸泡，每三個月更換一次牙刷，可降低口腔炎症誘發口腔癌的機率。

輕緩音樂舒身心

奧地利科學家證實，常聽輕緩的音樂可按摩心、肺和腸胃，提升人體吸氧量，促進體內血液循環，使組織細胞正常生長。從心理角度來看，輕緩的音樂可放鬆緊張的情緒，令心情愉悅，有助於釋放荷爾蒙，維持內分泌平衡。此外如下雨、風聲、流水等自然聲響，同樣有此功效。

少熬夜

長時間熬夜，相當於每天抽二十根香菸。夜間是細胞分裂最旺盛的時期，長期熬夜會使細胞發生變異，進而發展成為癌細胞。熬夜還會使人體生理一直處於亢奮狀態，分泌過多的腎上腺素與去甲腎上腺素，令血管收縮比普通人高出五〇％。長此以往，血液流動會因為垃圾增多而變慢，給癌症可乘之機。每天在晚上十點以前便上床睡覺，是提升免疫力的最好方法。

痛苦時哭泣十五分鐘

美國生化學家證實，悲傷時流下的「情緒眼淚」裡含有兒茶素胺，兒茶素胺是一種對身體傷害極大的毒素。長期壓抑不良情緒，會使體內如兒茶素胺之類的情緒毒素愈來愈多，而眼淚則能將這些導致憂鬱的化學物質清除乾淨，使人的抑鬱感得到緩解。不過，哭泣時間不宜超過十五分鐘，否則，脆弱的胃腸機能便會因為悲傷過久，而出現胃液分泌減少、食欲降低等多種問題。

遠離化纖內褲

由化學合成纖維製作而成的內褲，很容易引發瘙癢、紅斑等皮膚過敏症狀。特別是夏天穿著此類內褲，更容易因為透氣性差造成微生物滋長，引發男性睾丸功能異常、女性泌尿系統異常，增高膀胱癌、前列腺癌等生殖系統癌症的罹患率。最好的預防方法是遠離化纖內褲，選擇純棉內褲。

不憋大小便

經常憋大小便，會大大增高腸道癌症罹患率。糞便中含有糞臭素、硫化氫、膽固醇代謝產物等多重致癌物，這些物質在腸道中時間過久，會導致毒素被身體重複吸收，對腸道黏膜造成多重傷害。腸道吸收過多有害物質，會明顯有頭暈乏力、食欲減退等症狀，嚴重者則會發生腸道癌。因此，每次「便意正濃」時，都要及時排便。

減少燙髮次數

燙髮的原理是透過強鹼性的燙髮劑，破壞頭髮的組織鍵，形成新的髮型。市場上多種燙髮劑都是由巰基乙酸類、對苯二胺類物質組成的。

巰基乙酸類物質不僅能輕易地從皮膚進入身體內部，而且對皮膚與黏膜有極強的破壞作用，還會對頭髮表層造成強烈的破壞性刺激，並能引發致癌突變。對苯二胺類物質本身就是一種含毒物質，它對人體擁有極強的刺激性與毒副作用，可導致脫髮、過敏等多種症狀，嚴重者甚至可引發包括血癌、皮膚癌、膀胱癌在內的多種癌症。因此，應盡量保持自然的髮型。

少擠一些牙膏

牙膏雖然對保護牙齒有積極的作用，但其中所含的幾種活性成分極為令人擔憂。牙膏裡含有「月桂醇硫酸鈉」，已被證實有可能引發各類腸胃疾病與肝部中毒，而且該物質還會令口腔更易潰爛。牙膏裡的研磨劑，也會對牙齦造成一定的傷害。過度使用牙膏，將會增加口腔癌的罹患率，所以擠牙膏時最好不要超過一公分大小。

每天開窗半小時

開窗通風不僅能保持室內空氣清新，還可破壞致病因素的生長環境，達到消滅、減少細菌與病毒的作用。每日開窗半小時，還可使人體獲得較多的負離子。負離子可提升人體免疫力，調節大腦皮層的活躍度，大大降低肺癌發生機率。

夏天外出少穿人字拖

有英國醫生從臨床資料中指出，由於腳面與天空呈平行，使腳面比其他皮膚更容易受到紫外線垂直照射。穿著人字拖這類單薄的夾腳拖鞋，會使腳面原本就脆弱的皮膚在陽光下暴露，而很少有人會想到在腳面塗抹防曬霜。皮膚癌多發病於腳底、腳面與腳趾之間，正是因為腳部皮膚極為敏感、更易破壞的原因。因此，在炎熱的夏日外出時，建議在腳上塗抹防曬係數為三十的防曬霜，否則就要穿能夠包覆腳面的鞋子。

按摩小動作，防止淋巴癌

淋巴細胞能有效殺死入侵的外來病菌，清除體內衰老壞死的細胞。人體中有多處淋巴腺，每日按摩淋巴腺可提高免疫力，並預防淋巴癌。

①雙手拇指、食指相對，其餘三指完全張開，使拇指指尖對準肚臍，將手掌掌心放於小腹上，並由此用中等力度將手掌推至腹股溝，再按原路返回，每次十至十五個回合。

②將左右手掌輕撫於乳房上，分別以右手順時鐘、左手逆時鐘方向畫圈，以中等力度推按。

以上按摩動作，可於每日睡前仰臥在床上，做完後做一分鐘的自然呼吸，有提升淋巴系統排毒能力的作用。

多做深呼吸，吐出廢氣

癌細胞無法在氧氣充足的環境中繁殖、生長，每日多做深呼吸，可使氧氣進入到細胞層中，令細胞發育正常化，有預防細胞癌變的作用。

快走慢走都抗癌

美國健康促進組織發現，不管快走還是慢走，都可減輕體重、減少脂肪，提高細胞的活力。每天飯後散步三十分鐘，或每週散步四小時，能能減少一半罹患胰腺癌的風險。哈佛大學公共衛生學院針對七萬人的長期研究也發現，每天只要走路一小時，就可降低一半患大腸癌的機率。此外，運動後出汗可使體內的鉛、鍶等致癌物質隨汗水排出體外，有防癌作用。

每日走路時，可使用以下方法：

1.高抬腿走

在走路時，屈膝抬腿至髖骨高度，使腰部、大腿根部都得到鍛鍊，降低前列腺與腹部癌症的發生機率。

2.擺臂走

雙臂隨著步伐做出大幅度擺動，走動時，盡量讓肘關節比下巴更高，每分鐘行走六十至九十步，可使骨關節與胸腔功能增強，更能促進胸部的血液流動，降低肺癌與乳腺癌的發生機率。

3.數數走

走數時，可在心中按這樣的數字節奏邊呼吸邊走路：「一、二、三，慢慢吸氣。四，快速呼氣。」此法可增大體內氧氣與二氧化碳的交換率，使全身充滿氧氣。

4.扭著走

在走路時，可將雙臂與上身向最左側或最右側擺動，這樣的扭動能使胃腸得到良性的按摩，增加身體排毒能力，降低胃腸癌症發生機率。

靜坐——寧靜帶來健康

靜坐不僅可減少壓力、改善睡眠、平靜內心，還能令身體細胞在呼與吸間獲得更多的氧氣，達到提高免疫力、降低癌變的可能性。

①在家中找一處固定的地方作為靜坐之用。

②每日在清晨或夜間靜坐，此時外界較為平靜，心靈也可獲得安寧。

③開始時嘗試每日靜坐十分鐘，然後慢慢增加時間，在這段時間裡，盡量使心緒平靜，讓注意力集中在呼吸過程。

④調整呼吸，先做三至五分鐘的深呼吸，使身體得到充分的新鮮氧氣，再慢慢放輕鬆，調整成呼氣三秒、吸氣三秒，藉呼吸練習調整體內氣息。

⑤放棄所有雜念，閉目、觀想呼吸，使注意力轉入內在，遠離外界事物的干擾。每日抽出固定時間，按方法規律練習，使靜坐成為習慣。

伸懶腰，伸展肌肉

工作太累時、感覺腰部痠痛時，伸伸懶腰，可使全身大部分的肌肉獲得收縮，增加血流量，進而促進血液循環，令血液中的毒素透過新陳代謝快速排出體外，達到防癌作用。

以乾毛巾擦背

日本曾掀起一股用乾毛巾擦背的熱潮。東京大學副校長水野教授研究指出，此法有防癌作用，因為摩擦受熱會啟動背部皮下肌肉組織裡的一種細胞，有吞蝕並破壞癌細胞的作用。

每日起床後、睡覺前，可在裸背的情況下，將乾毛巾兩端由背後拉在兩手中，以從上到下、再由下到上的循環方式，對整個背部反覆摩擦十分鐘左右，力度以背部有明顯的壓迫感為最佳，直至背部皮膚感覺發熱為止。一日兩次，即可達到良好的防癌效果。

爬樓梯

每天爬樓梯三十分鐘，可有減肥、提升體質的作用，連細胞也能充分得到運動。由於肌肉運動、血液循環與呼吸運動都有所增強，所以，心血管與呼吸系統功能皆能得到有效改善。這種運動方式可使身體細胞充分地吸收氧氣，遠離癌變可能性。

每日慢跑三十分鐘

每日慢跑三十分鐘，可減少腸胃中食物的傳送時間，大大減少致癌物被吸收的時間，降低胃腸癌症的罹患率，還可調節內分泌，並促進免疫系統功能，將身體調整到最健康狀態。

洗澡時多擦背

人的皮膚下有一種特定組織，處於休眠狀態，在使用毛巾對皮膚摩擦後，組織細胞便會因為受到刺激而活躍起來，並會進入血液循環，逐漸地發展為具有免疫功能的網狀細胞。每天晚間洗澡時，將毛巾搭在背上來回摩擦，便可輕鬆防癌。

呼吸吐納，預防肺癌

提及預防肺癌，我們想得最多的就是戒菸、減少空氣污染等，但事實上，一些微不足道的小方法，就可預防肺癌。比如，正確的呼吸方法，就能透過提升肺活量。肺活量的高低與多種肺部疾病都有密切的關係，氣管炎、肺火，甚至是肺癌，都有可能是因為肺活量降低引發的。多運用以下的呼吸法，不僅能鍛鍊肺部，更能使血液獲得足夠的氧氣，使精力變得更加充沛。

睡前呼吸

每晚睡前，平躺於床上，按以下兩步驟呼吸：

①將兩手平放在身體兩側，閉上眼睛，慢慢地深吸氣，並將雙臂從胸前舉過頭頂，使雙臂緊貼於兩耳，手指盡量向床頭伸去。這一過程持續約五秒鐘。

②雙臂由後往前還原，並緩緩呼氣。反覆十個回合。

深呼吸

在空氣清新之處，如下呼吸：

①先由鼻孔慢慢地吸氣，令肺部充滿空氣。吸氣過程中，感受胸腔因為新鮮空氣的吸氣而擴大，整個吸氣過程持續五秒鐘。

②屏住呼吸五秒鐘。

③以鼻子慢慢將肺部的廢氣呼出，胸腔漸漸恢復正常。

④停頓一、兩秒後，再重複以上動作。每日反覆十分鐘。

靜呼吸

在閒暇時分，可採用任何姿勢，如下法呼吸：

①以左手拇指按住左鼻孔，慢慢地由右鼻孔深吸氣，並想像空氣朝大腦的方向流去。

②在吸飽氣後，以左手食指與中指將右鼻孔按住，並屏氣十秒鐘，然後呼氣。

③按住右鼻孔，重複以上動作。每次五個回合。

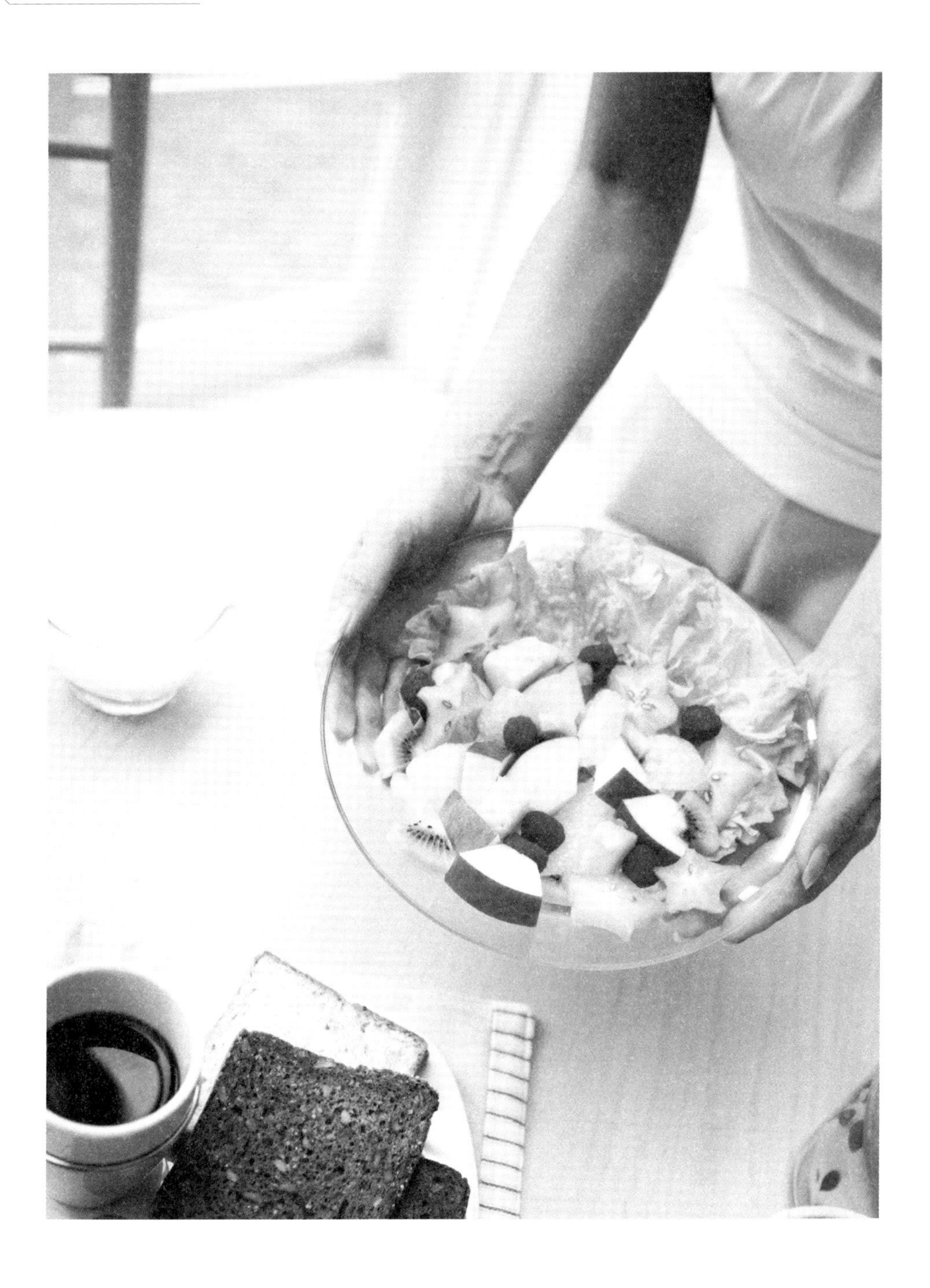

Special

防癌簡單策略

每天四杯綠茶，降低四〇%罹癌風險

鍾愛茶飲的日本人，曾用九年的時間進行一項調查，發現只要每天喝四杯綠茶，便可降低四〇%的癌症風險，毛峰、龍井、碧螺春等綠茶擁有顯著的效果，其防癌成分也是其他茶葉的五倍之多。

調查證實，綠茶的主要成分是綠茶多酚，而其單體成分則是兒茶素，這種特殊的物質能抑制癌細胞的分裂與生長，更能清理身體毒素，同時促進細胞正常分化。因此，其對各類癌症皆有一定的預防作用。

不過，茶葉雖好，要使兒茶素發揮最大抗癌作用，需要注意以下幾點：

飯後半小時再喝茶

飯中或飯後立即飲茶，茶水中的茶單寧會阻礙身體對鐵質的吸收，其阻礙率高達六五%。特別要注意的是，茶葉裡的丹寧酸與茶鹼會和乳製品裡的鈣質結合，形成不溶於水的鈣鹽並排出體外，大大降低乳製品營養。飯後半小時再喝茶，既可發揮茶葉抗癌作用，又可促進營養吸收。

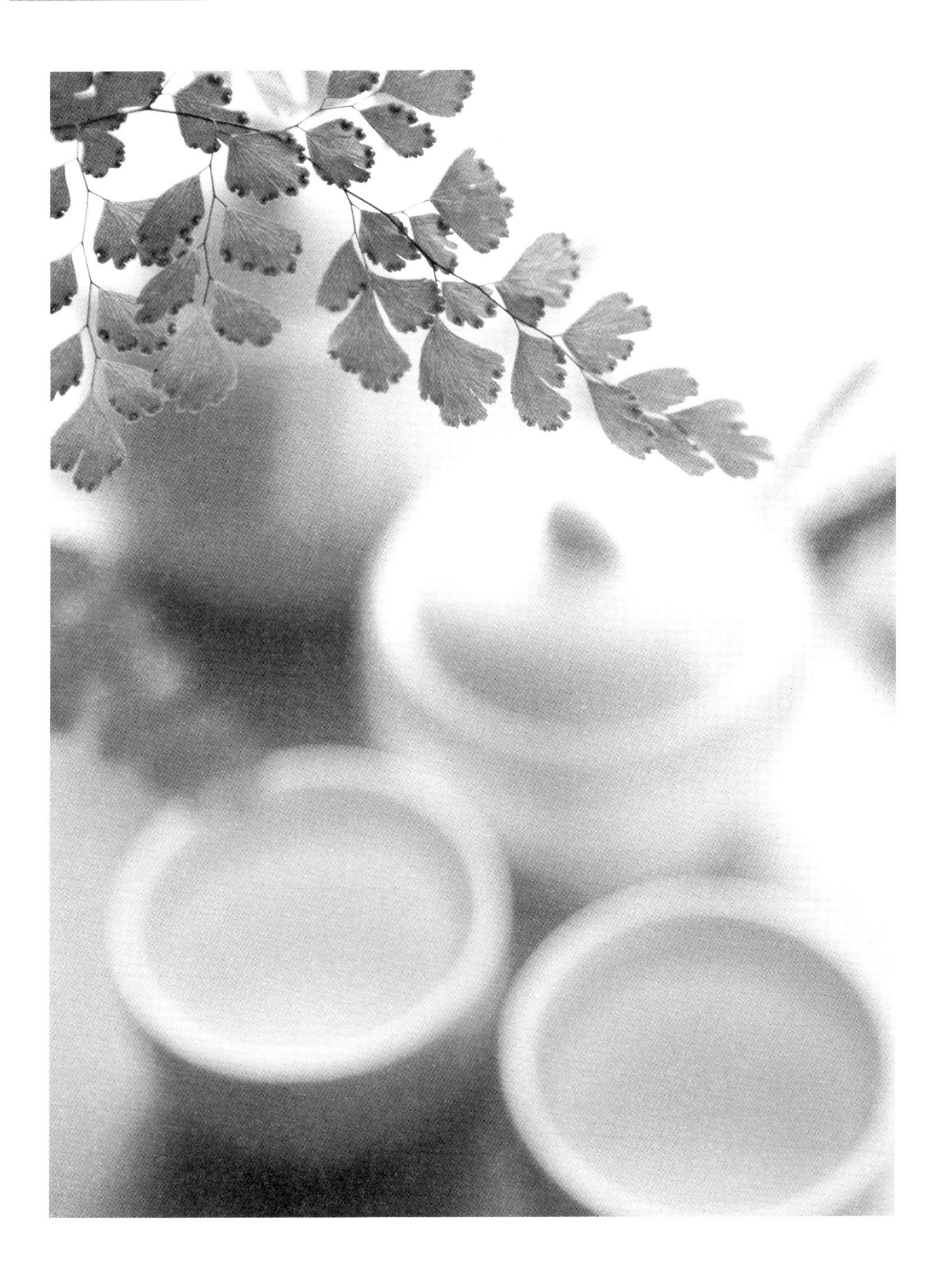

不喝過濃的茶

濃茶會令人興奮度過高，對神經系統與心血管系統有不利影響，而且浸泡時間愈長、水愈熱，茶單寧的釋放便會愈多。因此應避免喝浸泡過久的茶葉，不喝過濃的茶水。泡茶時，使用攝氏八十度左右的水沖泡，浸泡茶葉五分鐘，在半小時內飲完，抗癌效果最佳。

不宜當作補充水分用

茶具有利尿作用，在運動或大量流失水分後，不應以茶來補充水分。

不可用保溫杯長時間泡茶

茶葉裡含有大量的茶香油、鞣酸與各種維生素，若使用保溫杯長時間浸泡，這些對身體有益的物質都會被破壞，不僅降低茶葉的營養價值，更會使茶香減少，致癌物增多。

不可以茶配藥

茶單寧會與多數抗生素、補鐵劑等藥物產生沉澱作用，使藥效受到負面影響，因此，吃藥不應配茶。

最好不加調味料

糖、奶精、奶油球等調味料，雖可使茶葉變得更美味，但它們不僅會降低茶葉的抗癌作用，還會使身體吸收過多的熱量，長期飲用便會形成隱患。

此外，由於茶葉中含有高達一〇％的咖啡因，兒童、孕婦、潰瘍患者與心臟病患者、對咖啡因過敏者，皆不適合飲茶。

國家圖書館出版品預行編目資料

養出不致癌的好體質：醫藥世家代代相傳的自然養生法 / 劉麗娜著. -- 初版. -- 新北市：養沛文化館, 2013.07
面； 公分. -- (SMART LIVING養身健康觀 ; 65)
ISBN 978-986-6247-74-3(平裝)

1.健康法 2.養生
411.1 102011181

【SMART LIVING 養身健康觀】65

養出不致癌的好體質——醫藥世家代代相傳的自然養生法

作　者／劉麗娜
發 行 人／詹慶和
總 編 輯／蔡麗玲
執行編輯／林昱彤・黃建勳
編　輯／蔡毓玲・劉蕙寧・詹凱雲・黃璟安・陳姿伶
執行美術／周盈汝
美術編輯／陳麗娜・李盈儀
出版者／養沛文化館
郵政劃撥帳號／18225950
戶名／雅書堂文化事業有限公司
地址／新北市板橋區板新路206號3樓
電子信箱／elegant.books@msa.hinet.net
電話／(02)8952-4078
傳真／(02)8952-4084

2013年7月初版一刷　定價 240 元

總經銷／朝日文化事業有限公司
進退貨地址／新北市中和區橋安街15巷1號7樓
電話／（02）2249-7714　傳真／（02）2249-8715
星馬地區總代理：諾文文化事業私人有限公司
新加坡／Novum Organum Publishing House (Pte) Ltd.
20 Old Toh Tuck Road, Singapore 597655.
TEL：65-6462-6141　FAX：65-6469-4043
馬來西亞／Novum Organum Publishing House (M) Sdn. Bhd.
No. 8, Jalan 7/118B, Desa Tun Razak, 56000 Kuala Lumpur, Malaysia
TEL：603-9179-6333　FAX：603-9179-6060

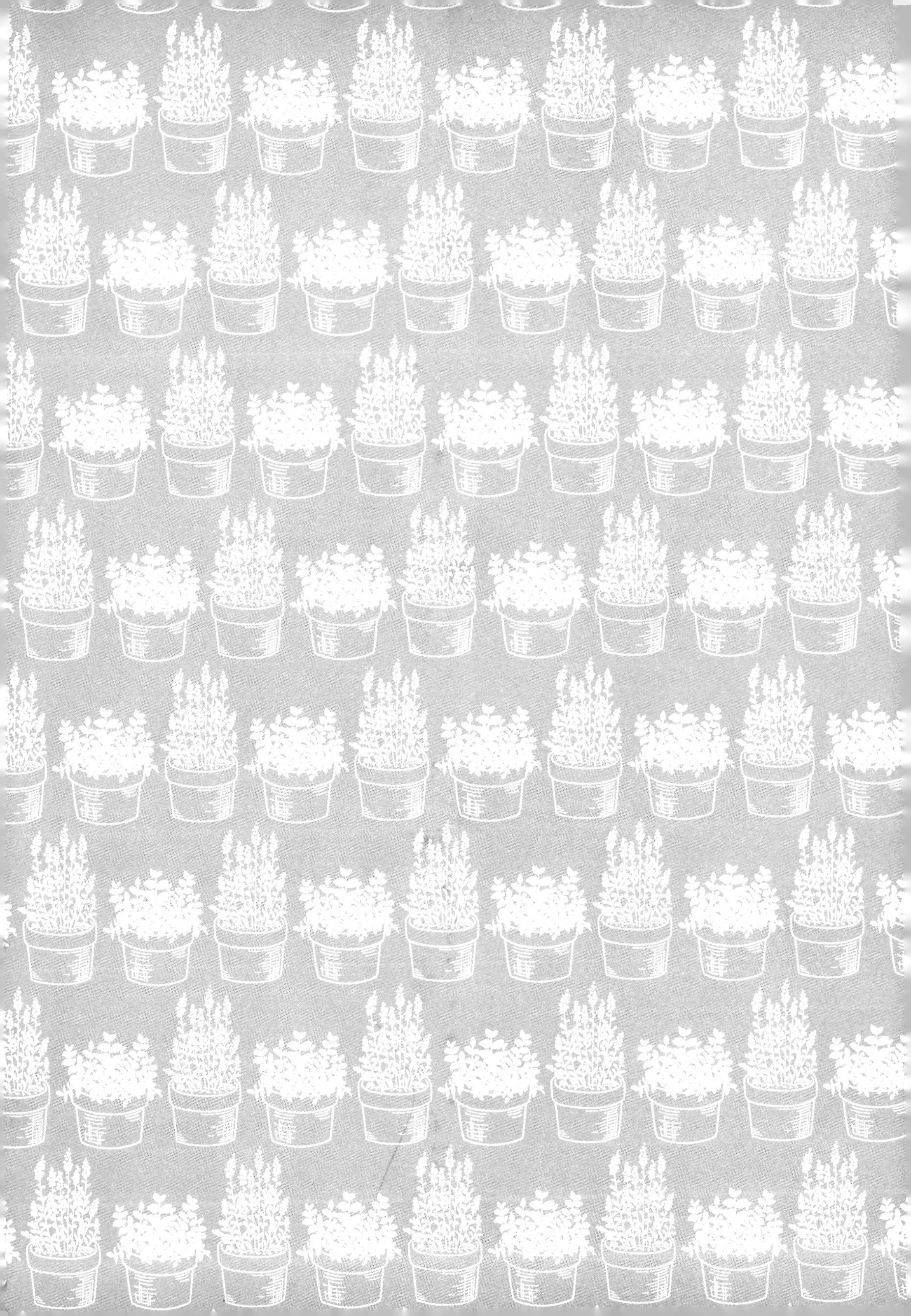